V&R

Friedrich Specht/Susanne Anton

Einrichtungen für Kinder- und Jugendpsychiatrie in der Bundesrepublik Deutschland

Vandenhoeck & Ruprecht
Göttingen · Zürich

Die Deutsche Bibliothek – CIP-Einheitsaufnahme

Specht, Friedrich:
Einrichtungen für Kinder- und Jugendpsychiatrie in der
Bundesrepublik Deutschland / Friedrich Specht/Susanne Anton. –
Göttingen; Zürich : Vandenhoeck & Ruprecht, 1995
ISBN 3-525-45766-9
NE: Anton, Susanne:; HST

Inhalt

5

Vorwort

Als Ergebnis einer umfassenden *Erhebung zur Struktur der Einrichtungen für Kinder- und Jugendpsychiatrie in der Bundesrepublik Deutschland* (Projekt 25 - Abteilung für Kinder- und Jugendpsychiatrie der Universität Göttingen) wird ein erweitertes Verzeichnis der stationären und teilstationären Einrichtungen für Kinder- und Jugendpsychiatrie vorgelegt. Ein einfaches Anschriftenverzeichnis, dem eine erste Haupterhebung mit dem Stichtag 01.07.1991 zugrundelag, ist bereits 1992 erschienen[*]. Das erweiterte Verzeichnis enthält für jede Einrichtung nähere Angaben über die Organisationsform, über die Zahl und die Bestimmung der stationären und teilstationären Plätze, über Möglichkeiten zum Schutz vor Selbst- und Fremdgefährdung, über die Form der Ambulanz sowie über die besonderen stationären und ambulanten Behandlungsmöglichkeiten.

Es liegen dabei die Angaben aus einer bereits 1993 vorgenommenen Nacherhebung sowie einer Kontrolle der für das Verzeichnis ausgewählten Daten durch die Einrichtungen für den Stichtag 01. Januar 1994 zugrunde. Die nach einer einheitlichen Systematik geordneten Angaben konnten jeweils noch einmal von den Einrichtungen überprüft werden. Unklarheiten und Mißverständnisse wurden durch unmittelbare Rückfragen weitgehend beseitigt. Soweit nach dem 01.01.1994 Veränderungen (Neueinrichtungen, Platzzahlen) mitgeteilt wurden, sind diese bis zum 31.08.1994 berücksichtigt und durch einen Stern (*) gekennzeichnet worden.

---

[*] Specht, F., Anton S. (Hg.) Die stationären und teilstationären Einrichtungen für Kinder- und Jugendpsychiatrie in der Bundesrepublik Deutschland, Vandenhoeck & Ruprecht, Göttingen, 1992

Die Zweckbestimmung der stationären Bereiche ist nach den Kriterien der Psychiatrie-Verordnung unterschieden worden: Intensiv- und Regelbehandlung einerseits, Langzeitbehandlung von Rehabilitation andererseits. - Bei den Möglichkeiten für den Schutz bei Selbst- und Fremdgefährdung sind Intensivbeaufsichtigung, entweichungserschwerende Maßnahmen sowie Stationen oder Gruppen mit ständigen Vorkehrungen für zeitweilig notwendige Freiheitsentziehung unterschieden worden.

Aufgenommen wurden in das erweiterte Verzeichnis alle stationären und teilstationären Einrichtungen, die durch ihre Benennung eindeutig als Facheinrichtungen für Kinder- und Jugendpsychiatrie, bzw. für Kinderneuropsychiatrie gekennzeichnet sind, oder die bei einer anderen Benennung ständig von einer Fachärztin/einem Facharzt für Kinder- und Jugendpsychiatrie geleitet werden. - Die mit der Neufassung der Weiterbildungsordnung der Ärztekammern erweiterte Gebietsbezeichnung *Kinder- und Jugendpsychiatrie und Psychotherapie* hat bislang erst bei einzelnen Einrichtungen auch zu Änderungen ihrer Benennung geführt.

Insgesamt sind in dem Verzeichnis (einschließlich der Nachträge) 113 stationäre Einrichtungen sowie 4 selbständige teilstationäre Einrichtungen (Tageskliniken) erfaßt worden. Außerdem wurden 5 ambulante Einrichtungen in das Verzeichnis aufgenommen, die nicht bzw. noch nicht über stationäre oder teilstationäre Plätze verfügen.

Dem Verzeichnis ist ein zusammenfassender Überblick über wesentliche Ergebnisse der Gesamterhebung mit einem Vergleich zwischen Stichtagen 01.07.1991 und 01.01.1994 (unter Berücksichtigung von Nachträgen bis zum 31.08.1994) vorangestellt.

Mit freundlicher Genehmigung der *Bundesarbeitsgemeinschaft der leitenden Ärzte Kinder- und Jugendpsychiatrischer*

Kliniken und Abteilungen e. V. ist die von ihr gemeinsam mit der Bundesarbeitsgemeinschaft der Träger Psychiatrischer Krankenhäuser veröffentlichte Denkschrift "Zielsetzungen / Orientierungsdaten Kinder- und Jugendpsychiatrischer Kliniken und Abteilungen" in der Fassung vom September 1993 als ein Grundsatzpapier in diesen Band aufgenommen worden.

Wir danken Frau Dipl.-Sozialw. Gabriele Witte-Lakemann und Frau Margot Galetz für ihre kompetente und tatkräftige Hilfe bei der abschließenden Gestaltung des Bandes.

September 1994   Susanne Anton, Diplom-Psychologin
                        Prof. Dr. med. Friedrich Specht

Stationäre und teilstationäre Einrichtungen für Kinder- und Jugendpsychiatrie in der Bundesrepublik Deutschland
- Aufgaben, Strukturen, Entwicklungen -

Friedrich Specht und Susanne Anton

1. Aufgaben der stationären und teilstationären Einrichtungen für Kinder- und Jugendpsychiatrie

Über den Anteil von Kindern und Jugendlichen, die wegen ihrer Verhaltensweisen, wegen ihres seelischen Befindens oder wegen umschriebener oder allgemeiner Verzögerungen ihrer Entwicklung Sorgen bereiten und deswegen möglicherweise Hilfe benötigen, geben die Ergebnisse einer Reihe von epidemiologischen Erhebungen Auskunft (u. a. STEUBER 1973, SHEPERD u. a. 1973, RUTTER u. a. 1977, CASTELL u. a. 1981, ESSER u. SCHMIDT 1987, REMSCHMIDT u. WALTER 1990, WALTER u. REMSCHMIDT 1994). - Auffälligkeiten des Verhaltens, des Lernens und der Entwicklung werden bei Querschnittserhebungen für bis zu 25 % aller Kinder angegeben. Das besagt aber noch nichts darüber, ob sie bzw. ihre Familien professioneller Hilfe bedürfen. Das ist bei weniger als der Hälfte der Fall. Auch dann geht es vor allem um Problemklärung und Beratung. Ein darüber hinausgehender Behandlungsbedarf ist - darin stimmt das Ergebnis verschiedener Erhebungen überein - bei etwa 5 % der Kinder und Jugendlichen gegeben. Bei weniger als einem Zehntel dieses Anteils werden stationäre Hilfen notwendig.

Die Erhebungsergebnisse besagen kaum etwas darüber, welche Professionen oder welche Institutionen, die erforderlichen Hilfen leisten sollten. Zwischen den verschiedenen dafür in Betracht kommenden Facheinrichtungen (insbesondere Kinder- und Jugendpsychiatrie, Sozialpädagogik, Heilpädagogik, Psychologie, Psychotherapierichtungen) und den verschiedenen Leistungssystemen (Jugendhilfe, Gesundheitswesen, Sozialhilfe, Bildungssystem) gibt es Berührungspunkte und unterschiedliche Formen notwendiger Zusammenarbeit.

Das Gebiet Kinder- und Jugendpsychiatrie als ein Teil des Gesundheitswesens ist in den Berufs- und Weiterbildungsverordnungen der Ärztekammern definiert:

"Das Gebiet Kinder- und Jugendpsychiatrie umfaßt die Erkennung, nichtoperative Behandlung, Prävention, Rehabilitation bei psychischen, psychosomatischen und neurologischen Erkrankungen oder Störungen und bei psychischen und sozialen Verhaltensauffälligkeiten im Kindes- und Jugendalter sowie die Psychotherapie"

In der Neufassung ist die seit langem in das Gebiet integrierte Psychotherapie bei Kindern und Jugendlichen in die Gebietsbezeichnung übernommen worden. Sie lautet nunmehr:

"Die Kinder- und Jugendpsychiatrie und -psychotherapie umfaßt die Erkennung, nichtoperative Behandlung, Prävention und Rehabilitation bei psychischen, psychosomatischen, entwicklungsbedingten und neurologischen Erkrankungen oder Störungen sowie bei psychischen und sozialen Verhaltensauffälligkeiten im Kindes- und Jugendalter."

Die aus Abgrenzungsgründen vorgenommene, logisch aber unsinnige Kleinschreibung "-psychotherapie" dürfte sich nicht durchsetzen.

Die Definition legt lediglich fest, wofür Ärztinnen und Ärzte befähigt sein sollen, wenn sie ihre Weiterbildung auf diesem Gebiet abgeschlossen haben, aber auch worauf sie sich in der Regel zu beschränken haben, wenn sie ihre ärztliche Tätigkeit als Fachärztinnen/Fachärzte für Kinder- und Jugendpsychiatrie ausüben wollen.

In stationären und teilstationären Einrichtungen und Beratungsdiensten und auch als niedergelassene Ärztinnen und Ärzte arbeiten Kinder- und Jugendpsychiater in der Regel in multidisziplinären Arbeitsgruppen mit Psychologen, Sozial- und Heilpädagogen, Kinder- und Jugendlichenpsychotherapeuten sowie weiteren Fachrichtungen zusammen. Eine derartige Zusammenarbeit ist notwendig, um den vielfältigen Gründen der Inanspruchnahme mit vielfältigen Kenntnissen und Vorgehensweisen gerecht werden zu können.

Bei Kindern und Jugendlichen, für die wegen psychischer Störungen Fachdienste des Gesundheitswesens oder der Jugendhilfe in Anspruch genommen werden, kann die stationäre Aufnahme in einer Einrichtung für Kinder- und Jugendpsychiatrie notwendig werden. Gründe dafür sind dann gegeben, wenn ambulante oder teilstationäre Hilfen erfolglos geblieben sind oder wenn sie von vornherein keine Erfolgsaussichten zu haben scheinen. Das kann unter folgenden Voraussetzungen der Fall sein:

(1) Die psychische Krise, Störung oder Beeinträchtigung ist besonders ausgeprägt oder es sind verfestigende und eskalationsfördernde Bedingungen im Lebensfeld beteiligt, die sich kurzzeitig nicht beeinflussen lassen.

(2) Klärung und Behandlung erfordern ein multidisziplinäres medizinisches, psychologisches, pädagogisches Zusammenwirken sowie ständige therapeutische Beziehungen oder/und einen besonderen Schutz bei selbst- oder fremdgefährdendem Verhalten.

Dabei handelt es sich vor allem um Kinder und Jugendliche mit Psychosen, ausgeprägten affektiven Störungen (depressiven und manischen Zuständen), suizidalem Verhalten, Zuständen von Unruhe und Verwirrtheit bei Funktionsstörungen des Zentralnervensystems, mit verfestigten neurotischen oder psychosomatischen Störungen, ausgeprägten Entwicklungskrisen (z. B. bei magersüchtigem Verhalten), tiefgreifenden (autistischen) Entwicklungsstörungen und psychischen Komplikationen bei Behinderungen. Der Anteil an Kindern, die ausschließlich wegen Störungen des Sozialverhaltens in Einrichtungen für Kinder- und Jugendpsychiatrie stationär aufgenommen werden, ist - abhängig von deren Aufnahmeverpflichtungen - unterschiedlich hoch. Im Durchschnitt lag er bei einer Stichtagserhebung von 58 Einrichtungen aber nur bei 12 % (BRAUN-SCHARM u. a. 1990).

Teilstationäre Einrichtungen für Kinder- und Jugendpsychiatrie, d. h. Tageskliniken, sind erforderlich für Kinder, bei denen einerseits ambulante Einzelmaßnahmen nicht ausreichen, sondern komplexe Behandlungserfordernisse gegeben sind, wie sie sich nur in einer Institution miteinander verknüpfen und aufeinander abstimmen lassen, bei denen aber andererseits weder die Ausprägung der Störungen, noch die Bedingungen im Lebensfeld des Kindes eine stationäre Aufnahme notwendig machen.

2. Bedarf und Strukturen der stationären und teilstationären Versorgung auf dem Gebiet der Kinder- und Jugendpsychiatrie

Aus einer Reihe von Gründen kann man von epidemiologischen Feststellungen nicht unmittelbar auf die zu erwartende Inanspruchnahme von Fachdiensten schließen. Dies liegt zum einen an der unterschiedlichen Ausprägung der ermittelten psychischen Störungen, aus der sich eine unterschiedliche Beratungs- und Behandlungsdauer ergeben kann. Bei der Belegung von stationären Behandlungsplätzen hängt die Auf-

13

enthaltsdauer außerdem von den Möglichkeiten für eine Fortsetzung der Behandlung in einer anderen Einrichtung (Heim, Tagesklinik, ambulante Fachdienste) und von den Auswirkungen der Entfernungen für eine Zusammenarbeit mit der Familie ab.

Zum anderen wird die Inanspruchnahme von Fachdiensten von der subjektiven Beurteilung der Notwendigkeit durch die verantwortlichen Erwachsenen beeinflußt (HÖGER 1986). Wie sich gezeigt hat, geht es dabei nicht nur um die Problembeurteilung, sondern außerdem um die Bekanntheit und Erreichbarkeit der Fachdienste sowie um deren tatsächliche oder vermutete Qualität (vgl. RUTTER u.a . 1977).

Bei Schätzungen des Bedarfs an Plätzen in stationären Einrichtungen für Kinder- und Jugendpsychiatrie muß im übrigen berücksichtigt werden, welche Aufgaben aus dem Gebiet der Kinder- und Jugendpsychiatrie von bestimmten Einrichtungen wahrgenommen werden sollen. Soweit wie ihnen auch die längerfristige Versorgung von dauerhaft seelisch oder geistig beeinträchtigten Kindern und Jugendlichen gegebenenfalls mit besonderem Behandlungsbedarf oder Rehabilitationsaufgaben übertragen werden, ergibt sich ein entsprechend höherer Platzbedarf.

Die Auswirkungen eines Geburtenrückgangs auf den Hilfebedarf lassen sich nicht ohne weiteres absehen, weil er auch veränderte Problemlagen von Kindern und Jugendlichen und veränderte Problembewertungen zur Folge hat.

Zum Bedarf an Plätzen in stationären Einrichtungen für Kinder- und Jugendpsychiatrie finden sich Angaben und Begründungen in der Psychiatrie-Enquête (Deutscher Bundestag 1975), in den Empfehlungen der Expertenkommission zur Reform der Versorgung im psychiatrischen und psychotherapeutisch/psychosomatischen Bereich (Aktion Psychisch Kranke 1988) sowie in einer Denkschrift der Bundesarbeitsgemein-

14

schaft der leitenden Ärzte kinder- und jugendpsychiatrischer Kliniken und Abteilungen (1992/1993), die in diesen Band aufgenommen worden sind. Während in der Psychiatrie-Enquête auch Plätze für längerfristige stationäre Aufenthalte berücksichtigt wurden, beziehen sich die jüngeren Schätzungen vor allem auf Plätze für die Akut- und Regelbehandlung von Kindern und Jugendlichen. Sie liegen bei 7 - 11 Plätzen auf 100.000 Einwohner mit Unterschieden je nach regionalen Gegebenheiten und nach der Einbeziehung besonderer Behandlungsformen.

3. Erhebungen zur Struktur der Einrichtungen für Kinder- und Jugendpsychiatrie

Im Rahmen eines Vorhabens der Abteilung für Kinder- und Jugendpsychiatrie der Universität Göttingen "Erhebungen zur Struktur der Einrichtungen für Kinder- und Jugendpsychiatrie in der Bundesrepublik Deutschland" wurden für den Stichtag 01. Juli 1991 Daten unmittelbar bei allen stationären und teilstationären Einrichtungen für Kinder- und Jugendpsychiatrie in den alten und neuen Bundesländern erhoben. Durch mehrere Vorkehrungen wurde sichergestellt, daß tatsächlich alle in Betracht kommenden Fachkrankenhäuser, Kliniken, Abteilungen und Tageskliniken erfaßt wurden. In die Auswertung einbezogen wurden alle Einrichtungen, die durch ihre Benennung eindeutig als Facheinrichtung für Kinder- und Jugendpsychiatrie, beziehungsweise für Kinderneuropsychiatrie gekennzeichnet waren oder die bei anderer Benennung ständig von einer Ärztin/einem Arzt für Kinder- und Jugendpsychiatrie geleitet wurden.

Von dieser ausschließlich fachlich intendierten Erhebung, die nicht von einer öffentlichen Verwaltung angeordnet oder veranstaltet worden ist, hat sich keine der Einrichtungen ausgenommen. Obwohl alle Haupterhebungsbögen (A 1) vollständig bearbeitet wurden, zeigte sich, daß nicht alle erhobenen Daten vergleichbar ausgewertet werden konnten. Die zusammenfassende Datenauswertung für die Bundesländer und für die Bundesrepublik ist 1992 veröffentlicht worden (SPECHT u. ANTON 1992 b).

Die Einzelangaben der Einrichtungen über Anschriften und Televerbindungen wurden 1992 in einem Verzeichnis "Die stationären und teilstationären Einrichtungen für Kinder- und Jugendpsychiatrie in der Bundesrepublik Deutschland" (SPECHT u. ANTON 1992 a) veröffentlicht (inzwischen fast vergriffen).

Der ersten Haupterhebung, deren Daten der bereits veröffentlichten Auswertung und dem Anschriftenverzeichnis zugrundeliegen, wurde eine weitere Erhebung (A 2) angeschlossen, bei der es um Einzelangaben zur Ausstattung und zu den Behandlungsmöglichkeiten ging. Für den Stichtag 01. Januar 1993 wurde bei allen bislang beteiligten und bei inzwischen hinzugekommenen Einrichtungen eine Nacherhebung (Aa1) vorgenommen. Den Einrichtungen wurde dabei angekündigt, daß die Ergebnisse einem erweiterten Verzeichnis mit Angaben zu Platzzahlen und Behandlungsmöglichkeiten zugrundegelegt werden sollten. Da dann zunächst aber keine Mittel für die Weiterführung des Vorhabens mehr zur Verfügung standen, kam es zu einer zeitweiligen Unterbrechung der Auswertung.

Die Angaben beider Erhebungen konnten jedoch schließlich für jede Einrichtung nach einem einheitlichen Raster jeweils auf einer Seite zusammengefaßt werden. Diese als Vorlage für das erweiterte Verzeichnis dienenden Angaben erhielten die Einrichtungen zur Ergänzung und zu einer nunmehr auf den Stichtag 01. Januar 1994 bezogenen Korrektur. Die zur Veröffentlichung vorgesehenen Einrichtungsbögen konnten von ihnen nach einer systematischen Angleichung noch einmal überprüft werden.

Die für den Stichtag 01. Januar 1994 mitgeteilten Daten liegen den in Abschnitt 4 zusammengefaßten Auswertungen zugrunde. Dabei sind Nachträge bis zum 31.08.1994 berücksichtigt worden.

4. Überblick über die stationären Einrichtungen für Kinder- und Jugendpsychiatrie an den Stichtagen 01.07.1991 und 01.01.1994

Am 01.07.1991 gab es im vereinten Deutschland 111 stationäre Einrichtungen für Kinder- und Jugendpsychiatrie mit insgesamt 6363 Plätzen. Im Durchschnitt entfielen damals auf je 100.000 Einwohner rd. 8 Plätze. Von den stationären Einrichtungen befanden sich 31 % und von den stationären Plätzen 38 % in den am 03.10.1990 beigetretenen Bundesländern. Dort entfielen im Durchschnitt auf 100.000 Einwohner 14,9 stationäre Plätze in Richtungen für Kinder- und Jugendpsychiatrie. In den alten Bundesländern entfielen dagegen auf 100.000 Einwohner im Durchschnitt nur 6,23 Plätze. Auch zwischen den alten Bundesländern gab es aber Unterschiede der Quote Platzzahl/Einwohner, die von 2,7 (Bayern) bis 15,2 (Schleswig-Holstein) reichten. Eine hohe Quote beruhte in den alten wie in den neuen Bundesländern auf länderspezifischen Versorgungsstrukturen mit einem entsprechend hohen Anteil an Plätzen für die Langzeitbehandlung von Kindern und Jugendlichen mit anhaltenden seelischen Störungen oder geistigen Beeinträchtigungen. Platzzahl-Unterschiede im Bereich der Intensiv- und Regelbehandlung (nach den Kriterien der Psychiatrie-Personalverordnung) werden zum Teil dadurch ausgeglichen, daß in fast allen Einrichtungen für Kinder- und Jugendpsychiatrie auch Kinder und Jugendliche aus anderen Bundesländern stationär aufgenommen werden.

Wenn 1991 der Anteil von Plätzen in den Langzeitbereichen teilweise ebenso hoch war, wie der Anteil der Plätze für Intensiv- und Regelbehandlung (Sachsen 1:1, Sachsen-Anhalt 1:1,3, Thüringen 1:1,7 gegenüber einem Bundesdurchschnitt von 1:2,6), dann lag dies an der besonderen Entwicklung des Gebietes in der Deutschen Demokratischen Republik. Dort waren die Facheinrichtungen für Kinder- und Jugendpsychiatrie in großem Umfang auch für die Langzeitversorgung von seelisch wie geistig behinderten Kindern und Jugendlichen zuständig. Mit der in der DDR als Subspezialisierung für Psychiater, Neurologen und Kinderärzte zu erlangenden Gebietsbezeichnungen *Kinderneuropsychiatrie* wurde ein entsprechender Schwerpunkt betont.

Seit 1991 haben sich diese Strukturen in den neuen, wie in den alten Bundesländern verändert. In Sachsen wurden 3 und in Sachsen-Anhalt 2 Einrichtungen aufgelöst. Andererseits sind in Sachsen, Berlin und in Bayern jeweils 2 und in Niedersachsen eine Einrichtung hinzugekommen. Insgesamt hat in der Bundesrepublik die Anzahl der stationären Einrichtungen für Kinder- und Jugendpsychiatrie zwischen 1991 und 1994 von 111 auf 113 zugenommen (s. Tab. 1).

BUNDESLAND	1991	1994
Baden-Württemberg	13	13
Bayern	7	9
Berlin	6	8
Brandenburg	4	4
Bremen	1	1
Hamburg	3	3
Hessen	7	7
Mecklenburg-Vorpommern	5	5
Niedersachsen	12	13
Nordrhein-Westfalen	21	21
Rheinland-Pfalz	2	2
Saarland	2	2
Sachsen	11	10
Sachsen-Anhalt	8	6
Schleswig-Holstein	3	3
Thüringen	6	6
BUNDESREPUBLIK	111	113

Tabelle 1: Anzahl der stationären Einrichtungen für Kinder- und Jugendpsychiatrie (Erhebungsstand vom 01.01.1994 mit Nachträgen bis 31.08.1994).

Dabei ist gleichzeitig die Gesamtplatzzahl von **6363** auf **5185** verringert worden (s. Tab. 2). Dies ist teils durch die Verlegung von behinderten Kindern und Jugendlichen in andere Einrichtungen, teils durch die Ausgliederung von Langzeitbereichen zustandegekommen.

19

BUNDESLAND	1991	1994
Baden-Württemberg	343	326
Bayern	301	359
Berlin	278	236
Brandenburg	237	190
Bremen	50	50
Hamburg	71	56
Hessen	416	404
Mecklenburg-Vorpommern	288	153
Niedersachsen	469	501
Nordrhein-Westfalen	1547	1341
Rheinland-Pfalz	106	106
Saarland	48	48
Sachsen	757	537
Sachsen-Anhalt	548	260
Schleswig-Holstein	395	175
Thüringen	509	443
BUNDESREPUBLIK	6363	5185

Tabelle 2: Anzahl der stationären Plätze in den Einrichtungen für Kinder- und Jugendpsychiatrie (Erhebungsstand vom 01.01.1994 mit Nachträgen bis 31.08.1994)

Der Anteil der Plätze in Langzeitbereichen, der im Durchschnitt der alten und neuen Bundesländer 1991 noch bei 28 % lag, belief sich am 01.01.1994 nur noch auf 16 %.

BUNDESLAND	1991	1994
Baden-Württemberg	3,6	3,2
Bayern	2,7	3,1
Berlin	6,2/5,7	6,8
Brandenburg	9,1	7,5
Bremen	7,4	7,3
Hamburg	4,4	3,3
Hessen	7,6	6,8
Mecklenburg-Vorpommern	14,7	8,2
Niedersachsen	6,4	6,6
Nordrhein-Westfalen	9,0	7,6
Rheinland-Pfalz	2,9	2,7
Saarland	4,5	4,4
Sachsen	15,5	11,6
Sachsen-Anhalt	18,5	9,3
Schleswig-Holstein	15,2	6,5
Thüringen	19,0	17,4
BUNDESREPUBLIK	8,0	6,4

Tabelle 3: Plätze in stationären Einrichtungen für Kinder- und Jugendpsychiatrie je 100.000 Einwohner (Erhebungsstand vom 01.01.1994 mit Nachträgen bis 31.08.1994).

Damit hat sich auch das Verhältnis Platzzahl/Einwohner deutlich verändert (s. Tab. 3). Während 1991 im Durchschnitt der Bundesrepublik auf 100.000 Einwohner 8 stationäre Plätze in Einrichtungen für Kinder- und Jugendpsychiatrie entfielen, waren es 1994 nur noch 6,4 Plätze. Das entspricht etwa dem Durchschnitt der alten Bundesländer von 1991.

Größenklassen nach Platzzahl	1991 N = 111	1994 N = 113
bis 30	47 %	51 %
31-100	40 %	41 %
über 100	13 %	8 %

Tabelle 4: Anteil der kleinen, mittleren und großen stationären Einrichtungen für Kinder- und Jugendpsychiatrie in der Bundesrepublik Deutschland (Erhebungsstand vom 01.01.1994 mit Nachträgen bis 31.08.1994).

Die Veränderungen betreffen auch die Größe der Einrichtungen (s. Tab. 4). Gegenüber 1991 ist der Anteil der Einrichtungen mit mehr als 100 Plätzen von 13 % auf 8 % zurückgegangen. Der Anteil der mittleren Einrichtungen hat nur wenig zugenommen, während der Anteil der kleinen Einrichtungen teils durch kleinere Neueinrichtungen, teils durch Platzzahlverringerung um 4 % zugenommen hat.

Am 01. Juli 1991 gab es *Tageskliniken* als eigene Bereiche an 30 stationären Einrichtungen für Kinder- und Jugendpsychiatrie. Daneben bestanden 4 selbständige Tageskliniken. Bis 1994 ist die Anzahl der Tageskliniken an stationären Einrichtungen nicht wesentlich angewachsen. Sie liegt 1994 bei 37 teilstationären Bereichen mit insgesamt 485 Plätzen. An selbständigen teilstationären Einrichtungen bestehen auch weiterhin nur 4 Tageskliniken, jeweils mit Institutsambulanzen und insgesamt 88 Plätzen.

Institutsambulanzen (§ 118 SGB V) waren bis zum 01.07.1991 an 57 stationären Einrichtungen und an 2 Tageskliniken vorhanden. Ihre Anzahl hat bis 1994 auf 59 zugenommen. Der Zuwachs entspricht der Zahl nach dem Zuwachs an stationären Einrichtungen überhaupt. Darüber hinaus sind an den Hochschuleinrichtungen für Kinder- und Jugendpsychiatrie 23 Polikliniken (§ 117 SGB V) vorhanden. Bei 5 Einrichtungen bestehen nebeneinander Poliklinik und Institutsambulanz. An 29 stationären Einrichtungen findet eine Beteiligung an der ambulanten Versorgung nur durch Ermächtigung der leitenden Ärztin/des leitenden Arztes statt.

5. Diskussion der Struktur und der strukturellen Veränderungen

5.1 Größenordnungen der stationären Plätze für Kinder- und Jugendpsychiatrie

Die Gesamtzahl von 5185 Plätzen in stationären Einrichtungen für Kinder- und Jugendpsychiatrie macht weit weniger als ein Zehntel der Plätze in den stationären psychiatrischen Einrichtungen für Erwachsene aus. Dieser Vergleich macht die unterschiedlichen Dimensionen der stationären Versorgung deutlich. Er weist aber auch auf ein besonderes Problem der stationären Einrichtungen für Kinder- und Jugendpsychiatrie hin: Bei einer geringeren Anzahl an Plätzen ergeben sich zwangsläufig Grenzen für deren räumliche Verteilung. Wenn die Einrichtungen für all diejenigen Kinder und Jugendlichen bereitstehen sollen, bei denen eine stationäre Behandlung unumgänglich erscheint, das heißt, wenn sie dem Begriff Vollversorgung entsprechen sollen, dann muß die einzelne Einrichtung über genügend Plätze und über einen vielfältig zusammengesetzten Mitarbeiterstab verfügen, um eine Differenzierung der Behandlungs- und Gemeinschaftsformen gewährleisten zu können. Aus einer entsprechenden Größenordnung der Einrichtungen einerseits und der insgesamt geringen Platzzahl andererseits ergeben sich auch deswegen für die einzelnen Einrichtungen räumlich größere Versorgungsgebiete. Dies hat aber wiederum Rückwirkungen auf die rechtzeitige Inanspruchnahme, wie sie u. a. von Bekanntheit und Erreichbarkeit abhängt (s. unter 2). Im einzelnen sind dazu Aufschlüsse von einem weiteren Vorhaben der Abteilung für Kinder- und Jugendpsychiatrie an der Universität Göttingen zu erwarten ("Überregionale Versorgungsdokumentation und Versorgungsforschung auf dem Gebiet der Kinder- und Jugendpsychiatrie"), dessen Ergebnisse einer längerfristigen, anonymisierten Totalerhebung an den stationären Einrichtungen für Kinder- und Jugendpsychiatrie in Niedersachsen demnächst veröffentlicht werden (PRESTING u. WITTE 1991).

Was die Größenordnung der Einrichtungen angeht, widerlegen die Erhebungsergebnisse ein verbreitetes Vorurteil: Nicht die große Einrichtung mit mehr als 100 Plätzen ist typisch für die Kinder- und Jugendpsychiatrie. Es gibt von ihnen inzwischen nur noch 9 in der Bundesrepublik. Den größten Anteil haben vielmehr die kleinen Einrichtungen mit höchstens 30 Plätzen. Allerdings entfallen auf die kleinen Einrichtungen weniger als 1/5 aller stationären Plätze. Als Prototyp können am ehesten die mittleren Einrichtungen mit 31 - 100 Plätzen gelten, deren Anteil 1994 bei 41 % lag und damit gegenüber 1991 nur geringfügig zurückgegangen ist. In den mittleren Einrichtungen befindet sich nämlich fast die Hälfte der stationären Plätze.

Während die kleinen Einrichtungen nur begrenzte Differenzierungsmöglichkeiten haben und deswegen zu eingrenzenden Aufnahmestrategien neigen, können die mittleren Einrichtungen in der Regel - bis auf Langzeitbehandlungen - kinder- und jugendpsychiatrische Vollversorgung wahrnehmen. Bei den großen Einrichtungen ergibt sich die Platzzahl in der Regel dadurch, daß sie weiterhin besondere Bereiche für

Langzeitaufenthalte von behinderten Kindern und Jugendlichen - zumeist mit neuropsychiatrischen Komplikationen - haben.

Besondere Probleme bringt die stationäre Behandlung solcher Jugendlicher mit sich, die wegen unmittelbarer Selbst- oder Fremdgefährdung besonders schutzbedürftig sind. Nicht immer läßt sich bei solchen Voraussetzungen eine vorübergehende Freiheitsentziehung auf der Grundlage der entsprechenden Rechtsvorschriften vermeiden (§ 1631 BGB, bzw. die entsprechenden Landesgesetze zum Schutz oder zur Unterbringung von psychisch kranken Menschen). Nur ein Teil der stationären Einrichtungen für Kinder- und Jugendpsychiatrie verfügt dazu zur Zeit über Vorkehrungen, die über Intensivbeaufsichtigung oder entweichungserschwerende Maßnahmen hinausgehen. Zur Zeit können sie deswegen den von außen an sie herangetragenen Forderungen nach Aufnahme besonders schutzbedürftiger Jugendlicher nicht immer oder nur bei regionaler Zusammenarbeit mit psychiatrischen Einrichtungen für Erwachsene entsprechen. Unter den besonders schutzbedürftigen Jugendlichen gibt es im übrigen kleine Gruppen, für die überregional zuständige Einrichtungen eher geeignet erscheinen (Anordnung nach § 63 StGB, schwer beeinflußbare sexuelle Abweichungen, anhaltende Gefährdung bei oligophrenen Entwicklungsstörungen mit neuropsychiatrischen Komplikationen).

5.2 Strukturelle Entwicklung seit der deutschen Einigung

Bei der Erhebung zum Stichtag 01. Juli 1991 gab es zwischen der Gesamtheit der alten Bundesländer und der Gesamtheit der neuen Bundesländer erhebliche Unterschiede hinsichtlich der Anzahl der stationären Plätze auf 100.000 Einwohner.

Unterschiedliche Entwicklungen auf dem Gebiet der Kinder- und Jugendpsychiatrie, bzw. der Kinderneuropsychiatrie in den vor der deutschen Einigung liegenden 45 Jahren hatten zu verschiedenartigen Versorgungsschwerpunkten und Versorgungsformen geführt. Unter den Bedingungen der deutschen Einigung ist es hinsichtlich der Versorgungsstrukturen zu einer Angleichung an die alten Bundesländer gekommen. Aus dieser Tatsache läßt sich indessen keine Bewertung der unterschiedlichen Entwicklungen und Strukturen ableiten. Dazu hätte es einer vergleichenden Versorgungsforschung zu erwünschten und nicht erwünschten Auswirkungen der unterschiedlichen Strukturen bedurft.

Ein wesentlicher Grund für die unterschiedliche Anzahl stationärer Plätze lag darin, daß einem Teil der Einrichtungen in der Deutschen Demokratischen Republik in größerem Umfang auch die Langzeitversorgung von seelisch und geistig behinderten Kindern übertragen war. In der Psychiatrie-Enquête (Deutscher Bundestag 1975) war dies übrigens auch für die alten Bundesländer erwogen worden, soweit es dabei um behinderte Kinder und Jugendliche mit neuropsychiatrischen Komplikationen geht. Überwiegend in den neuen Bundesländer, teilweise aber auch in den alten Bundesländern ist ein großer Teil der bislang in den Langzeitbereichen untergebrachten Kinder und Jugendlichen in kleinere Heimeinrichtungen übergeleitet worden oder es sind die entsprechenden Bereiche aus der Einrichtung für Kinder- und Jugendpsychiatrie ausgegliedert worden. Allerdings ist dieser Prozeß nicht gleichmäßig vor sich gegangen. Einzelne der neuen Bundesländer (Brandenburg, Sachsen, Thüringen) sind diese Umstrukturierung anscheinend vorsichtiger angegangen.

Die Verminderung von Plätzen der Langzeitbereiche hat im übrigen eine relativ geringe Auswirkung auf die Zahl der stationären Aufnahmen einer Einrichtung, die ja mehr von den kürzerdauernden Platzbelegungen bei der Intensiv- und Regelbehandlung abhängt.

Wenn die Zahl der stationären Plätze, die für Langzeitbehandlungen vorgesehen sind, jetzt 16 % der Plätze insgesamt ausmachen, dann sind darin natürlich auch Plätze enthalten, die der Behandlung insbesondere von Jugendlichen mit chronifizierten psychotischen Störungen und anhaltenden, schwerwiegenden Beeinträchtigungen der Persönlichkeitsentwicklung dienen.

Zu einer Erhöhung der Zahl stationärer Plätze auf 100.000 Einwohner ist es zwischen 1991 und 1994 nur in Bayern, Berlin und Niedersachsen gekommen. Der für einige Bundesländer registrierte leichte Rückgang der Platzzahlquote oder auch gleichbleibende Platzzahlquoten erklären sich mit einem Anwachsen der Wohnbevölkerung.

Wenn in der Bundesrepublik insgesamt die Anzahl der Plätze in stationären Einrichtungen für Kinder- und Jugendpsychiatrie zwischen 1991 und 1994 von 8 je 100.000 Einwohner zurückgegangen ist auf 6,4 je 100.000 Einwohner, dann erklärt sich dies größtenteils mit der beschriebenen Veränderung in den Langzeitbereichen und zu einem kleinen Teil mit dem Anwachsen der Bezugsgröße Einwohnerzahl.

Im Ergebnis liegt die Platzzahl je 100.000 Einwohner damit inzwischen unter den bisher veröffentlichten Bedarfsschätzungen. Allerdings sind auch einzelne Bedarfsschätzungen bekannt, die niedriger liegen. Dies weist darauf hin, daß es schwierig ist, ausschlaggebende Einflußgrößen für die voraussichtliche Inanspruchnahme vorhandener oder neuer Einrichtungen zu erfassen und zutreffend zu bewerten. Allem Anschein nach hat auf dem Gebiet der Kinder- und Jugendpsychiatrie für die tatsächliche Inanspruchnahme die räumliche Verteilung der Einrichtungen eine ebenso große Bedeutung wie die Anzahl der Plätze. Da der Bedarf an Plätzen auch von deren Belegungsdauer abhängt, müßten die dafür maßgeblichen Einflußgrößen ermittelt und mit ihren regionalen Unterschieden berücksichtigt werden (z. B. Entfernungen, Alternativen im teilstationären und ambulanten Bereich).

Die durchschnittlichen Gesamtplatzzahlen und die Zahl der stationären Plätze für die gesamte Bundesrepublik geben im übrigen trotz der erheblichen Unterschiede zwischen den einzelnen Bundesländern Aufschlüsse über die Versorgungssituation. Es kommt nämlich in nicht geringem Umfang zu einer länderübergreifenden Inanspruchnahme der stationären Einrichtungen für Kinder- und Jugendpsychiatrie, mit der ein Teil der statistischen Unterschiede in der Versorgungswirklichkeit ausgeglichen wird. Zum einen handelt es sich bei einzelnen der mit den Erhebungen erfaßten Einrichtungen um solche, die ausdrücklich ein spezielles überregionales Therapieangebot machen. Zum anderen werden nachweislich aufgrund der Erreichbarkeit, zum Teil auch ausdrücklich eingeplant nicht selten Einrichtungen eines benachbarten Bundeslandes in Anspruch genommen. Es gibt darüber hinaus bei manchen Einrichtungen tradierte Kooperationsbeziehungen zu Fachdiensten, die weit in andere Bundesländer hineinreichen und zu stationären Aufnahmen über große Entfernungen hinweg - mit entsprechenden Problemen - führen.

Eine Auswertung von Auszählergebnissen, wie sie hier dargestellt worden ist, läßt der Sache nach viele Fragen offen, führt aber auch zu neuen Fragestellungen, denen mit weiteren Erhebungen nachgegangen werden muß, die entweder für ein Bundesland angelegt werden sollten, wie das bereits erwähnte Vorhaben in Niedersachsen (PRESTING u. WITTE 1991), oder mit denen für alle Einrichtungen umschriebene Sachverhalte aufgeklärt werden (z. B. Auslastung der Plätze, Belegungsdauer der Plätze, Wartezeiten bis zur Aufnahme, Inanspruchnahme für besonders schutzbedürftige Jugendliche).

28

6. Schlußfolgerungen

Die Inanspruchnahme von Plätzen in stationären Einrichtungen für Kinder- und Jugendpsychiatrie hängt vom Standort, den Differenzierungsmöglichkeiten und der Qualität der Einrichtungen ab. Da der tatsächliche Bedarf an stationärer Behandlung deswegen immer nur eingeschränkt sichtbar wird, kann er nicht in Form pauschaler Meßzahlen ausgedrückt werden.

Zwischen 1991 und 1994 ist der Anteil der großen stationären Einrichtungen für Kinder- und Jugendpsychiatrie (mehr als 100 Plätze) zurückgegangen. Der Anteil der kleinen Einrichtungen (bis 30 Plätze) hat demgegenüber leicht zugenommen. Der Prototyp der mittleren Einrichtung (31 - 100 Plätze) mit dem größten Anteil an der Gesamtplatzzahl wird jeweils für ein umfangreiches Versorgungsgebiet zuständig sein. Deswegen ist die rasche Weiterentwicklung von Tageskliniken und Institutsambulanzen, insbesondere auch ausgelagerten Tageskliniken mit Institutsambulanzen notwendig, um eine rechtzeitige Inanspruchnahme kinder- und jugendpsychiatrischer Fachdienste zu erleichtern und stationäre Aufnahmen auf die eingangs beschriebenen Notwendigkeiten zu begrenzen.

Die Vielfalt und Differenzierung der stationären und teilstationären Behandlungsangebote ist aus dem auf diesen Beitrag folgenden erweiterten Verzeichnis der stationären und teilstationären Einrichtungen für Kinder- und Jugendpsychiatrie in der Bundesrepublik Deutschland ersichtlich.

Weitere Forschung zu den beabsichtigten und nicht beabsichtigten Auswirkungen verschiedener Versorgungsformen und Versorgungsstrukturen auf dem Gebiet der Kinder- und Jugendpsychiatrie ist erforderlich, damit Planungsüberlegungen nicht von einseitigen Sichtweisen oder subjektiven Meinungen abhängig bleiben.

Zielsetzungen / Orientierungsdaten Kinder- und Jugendpsychiatrischer Kliniken und Abteilungen

Bundesarbeitsgemeinschaft der leitenden Ärzte Kinder- und Jugendpsychiatrischer Kliniken und Abteilungen e.V.

Bundesarbeitsgemeinschaft der Träger Psychiatrischer Krankenhäuser

Fassung von September 1993

1. Grundsätze der stationären kinder- und jugendpsychiatrischen Versorgung

Die Aufgaben der Kinder- und Jugendpsychiatrie sind die Erkennung und Behandlung, Prävention und Rehabilitation von psychischen, psychosomatischen und neuropsychiatrischen Erkrankungen oder Störungen sowie von psychischen und sozialen Verhaltensauffälligkeiten im Kindes- und Jugendalter, denen eine psychische Erkrankung oder eine Fehlentwicklung der Person zugrunde liegt.

Die stationäre Kinder- und Jugendpsychiatrie ist Teil eines Versorgungssystems, das ambulante, teilstationäre und stationäre Dienste zur psychosozialen Versorgung von Kindern, Jugendlichen und jungen Volljährigen umfaßt.

Die kinder- und jugendpsychiatrischen Kliniken und Abteilungen sind nach den Begriffsbestimmungen des § 2 Ziff.1 des Krankenhausfinanzierungsgesetzes (KHG) und entsprechend den Bestimmungen in § 107 Abs.1 Sozialgesetzbuch V (SGB V) Einrichtungen, in denen durch ärztliche, pflegerische und sonstige Hilfeleistung psychische, psychosomatische und neuropsychiatrische Krankheiten und Behinderungen des Kindes- und Jugendalters diagnostiziert, geheilt oder gelindert werden und in denen deren Verschlimmerung verhütet wird.

Als Einrichtungen für die stationäre und teilstationäre kinder- und jugendpsychiatrische Behandlung stehen in der Bundesrepublik Deutschland kinder- und jugendpsychiatrische Kiniken (einschließlich Fachkrankenhäuser) und Abteilungen zur Verfügung. Sie übernehmen entsprechend ihrer Größe, Ausstattung und Struktur regionale und ggf. auch überregionale Versorgungsaufgaben und nehmen an der Pflichtversorgung teil, die auch in Form eines klinischen Verbundsystems gestaltet sein kann. Sie sind Bestandteil des allgemeinen Gesundheits- und Krankenhauswesens und in die allgemeine Krankenhausplanung einbezogen.

Bei der Diagnostik und Behandlung von psychischen Krankheiten im Kindes- und Jugendalter ist es unerläßlich, die Erwachsenen in die Diagnostik und Behandlung einzubeziehen, die für die gesunde Entwicklung der Persönlichkeit und die soziale Integration des Kindes oder Jugendlichen Verantwortung tragen. Das sind die Eltern oder andere gesetzliche Vertreter des Minderjährigen ebenso wie Heimerzieher, Lehrer, Mitarbeiter der Jugendhilfe und andere Beziehungspersonen. Kinder- und Jugendpsychiatrie beachtet den Grundsatz einer familiennahen Versorgung.

Ein weiteres Prinzip in der Kinder- und Jugendpsychiatrie lautet, daß Diagnostik und Therapie "so ambulant wie möglich" erfolgen. Jede Klinik/Abteilung muß deshalb über eine personell ausreichend ausgestattete Ambulanz verfügen. Tagesklinische Behandlungsplätze - ein Angebot, das den entwicklungsbedingten Besonderheiten psychisch kranker Kinder und Jugendlicher besonders angemessen ist - müssen verkehrstechnisch, eventuell durch Errichten von "Satelliten-Tageskliniken" in benachbarten Ortschaften, gut erreichbar sein. Die Möglichkeit zu integrierter tagesklinischer Behandlung sollte gewährleistet sein.

Bei der stationären Behandlung eines psychisch kranken Kindes oder Jugendlichen müssen die Beziehungen zum sozialen Herkunftsbereich soweit wie möglich erhalten werden, z.b. durch den Besuch der Herkunftsschule oder durch die Benutzung von Einrichtungen der kommunalen Infrastruktur.

Eine familiennahe Versorgung ist nur möglich, wenn die Patienten, ihre Familien und die Mitarbeiter anderer Dienste der psychosozialen Versorgung die Klinik/Abteilung mit einem zumutbaren Aufwand erreichen können. Die erforderlichen Plätze sollten auf eine genügend große Anzahl von Einrichtungen verteilt werden. Um ein ausreichend differenziertes Behandlungsangebot machen zu können, sollte allerdings eine Größe von 30 Plätzen pro Klinik/Abteilung nicht unterschritten werden.

Struktur und Leistungsfähigkeit der übrigen ambulanten, teilstationären und stationären Dienste zur psychosozialen Versorgung von Kindern und Jugendlichen müssen bei der Berechnung der notwendigen stationären und teilstationären Plätze berücksichtigt werden. Bezogen auf 100.000 Einwohner ist von einem Bedarf von 5-7 Plätzen für die kinder- und jugendpsychiatrische Grundversorgung auszugehen. Etwa 20 % der Behandlungsplätze sollten als tagesklinisches Angebot verwirklicht werden, wobei die tagesklinischen Plätze im Verhältnis 2:1 auf die Gesamtplatzzahl anzurechnen sind. Die Versorgung besonderer Problemgruppen kann 2-3 weitere Plätze pro 100.000 Einwohner erfordern. Für die neuen Bundesländer sind Übergangsregelungen einzuplanen.

Bei der Behandlung von Jugendlichen, für die im Rahmen eines Jugendgerichtsverfahrens eine Maßregel angeordnet worden ist, gelten die landesrechtlichen Regelungen.

2. Behandlungsbereiche kinder- und jugendpsychiatrischer Kliniken und Abteilungen

In der Grundversorgung müssen folgende Behandlungsbereiche unterschieden werden:

- Kinderpsychiatrische Regel- und Intensivbehandlung
- Jugendpsychiatrische Regelbehandlung
- Jugendpsychiatrische Intensivbehandlung
- Rehabilitative Behandlung
- Langdauernde Behandlung Schwer- und Mehrfachkranker
- Eltern-Kind-Behandlung (gemeinsame Aufnahme von Kindern und Bezugspersonen)
- Tagesklinische Behandlung
- Ambulante Behandlung und Diagnostik

Behandlungsaufgaben für besondere Problemgruppen können überregional einzelnen kinder- und jugendpsychiatrischen Kliniken/Abteilungen zugeordnet werden, z.B. für

- psychotisch erkrankte Jugendliche und solche mit Border line-Störungen, die eine längerdauernde Rehabilitation benötigen,
- Behinderte mit gravierenden neuropsychiatrischen Erkran kungen, z. B. Epilepsiekranke und Schwerst- und Mehr-fachbehinderte,
- Patienten mit Schädel-Hirn-Traumen,
- Kinder und Jugendliche mit autistischen Syndromen und sonstigen schweren Entwicklungsstörungen,
- drogenabhängige und suchtgefährdete Jugendliche,
- psychisch kranke jugendliche Rechtsbrecher.

Werden solche besonderen Patienten in anderen Einrichtungen versorgt, muß die kinder- und jugendpsychiatrische Betreuung durch einen Konsiliararzt sichergestellt werden.

3. Struktur der Kliniken und Abteilungen für Kinder- und Jugendpsychiatrie

3.1 Aufgaben der ärztlichen Leitung

Kinder- und jugendpsychiatrische Kliniken und Abteilungen sind eigenständige organisatorische Einheiten. Die ärztliche Leitung steht in der fachlichen Verantwortung des leitenden Arztes* für Kinder- und Jugendpsychiatrie. Der leitende Arzt vertritt die kinder- und jugendpsychiatrische Klinik/Abteilung gegenüber den vom Landeskrankenhausgesetz vorgeschriebenen Gremien gleichberechtigt neben den ärztlichen Leitern der übrigen anerkannten Fachgebiete. Dem leitenden Arzt für Kinder- und Jugendpsychiatrie unterstehen der ärztliche Dienst, der therapeutische Dienst (unter anderem Ergotherapeuten, Mototherapeuten, Sozial- und Heilpädagogen), der Sozialdienst und gegebenenfalls der medizinisch-diagnostische Dienst.

Der ärztliche Leiter ist verantwortlich für den gesamten Behandlungsplan einschließlich der besonderen pflegerischen und erzieherischen Zielsetzungen. In diesem Rahmen ist er gegenüber den Mitarbeitern des Pflege- und Erziehungsdienstes weisungsberechtigt.

---

* Sämtliche der im folgenden benannten Berufsbezeichnungen wurden in männlicher Form gewählt. Sie gelten selbstverständlich genauso für Mitarbeiterinnen. Die gesonderte Aufführung der männlichen und weiblichen Schreibformen würde die Lesbarkeit des Textes erschweren.

3.2 Leitung des Pflege- und Erziehungsdienstes

Der Pflege- und Erziehungsdienst in der kinder- und jugend-psychiatrischen Klinik/Abteilung wird berufsübergreifend durch krankenpflegerische Mitarbeiter, Erzieher und Sozial-bzw. Heilpädagogen geleistet. Die fachspezifischen Besonderheiten erfordern eine eigene Leitung im Pflege- und Erziehungsdienst, die die altersspezifischen Bedürfnisse in Pflege und Heilpädagogik sowie die Notwendigkeit einer Integration von Pflege, Erziehung und Therapie kennt und berücksichtigt.

Personalentscheidungen im kinder- und jugendpsychiatrischen Plflege- und Erziehungsdienst werden durch den Leiter des Pflege- und Erziehungsdienstes im Einvernehmen mit der ärztlichen Leitung getroffen.

3.3 Ambulanter Bereich

Die kinder- und jugendpsychiatrische Klinik/Abteilung benötigt eine Institutsambulanz, welche ihr direkt zugeordnet ist. Die Klinik/Abteilung muß durch die Kostenträger in die Lage versetzt werden, eine den therapeutischen Ansprüchen gerecht werdende, multiprofessionell fundierte, ambulante Diagnostik und Therapie durchzuführen.

Die Diagnostik einer psychischen, psychosomatischen und neuropsychiatrischen Erkrankung im Kindes- und Jugendalter, die Beurteilung ihres Schweregrades und die Indikationsstellung therapeutischer Maßnahmen müssen insbesondere im Hinblick auf die Planung stationärer Behandlung in einer oft umfangreichen Untersuchung erfolgen. Angesichts der Eingebundenheit der Patienten in ihren sozialen Herkunftsbereich und unter Beachtung der Verhältnismäßigkeit der Interventionen sollte die Abklärung vor der stationären oder teilstationären Aufnahme geleistet werden. Andererseits ist oft eine ambulante Fortführung der stationär begonnenen Therapie und Beratung erforderlich, in welche die Klinikambulanz einbezogen werden sollte, um entstandene therapeutische Beziehungen im Interesse des Patienten weiter zu nutzen.

3.4 Schulischer Bereich

Während der stationären oder teilstationären kinder- und jugendpsychiatrischen Behandlung muß der erforderliche Schulunterricht, ausgerichtet an der Belastungsfähigkeit des Kindes/Jugendlichen, sichergestellt werden. Die Lehrkräfte sollen zur Klärung krankheitsbedingter Lernschwierigkeiten beitragen, Lernfortschritte ermöglichen und die Teilnahme am Unterricht in einer Regelschule vorbereiten und unterstützen. Sie führen den Unterricht eigenverantwortlich und in enger Abstimmung mit dem Gesamttherapieplan durch. Dazu nehmen sie regelmäßig an den Therapiekonferenzen teil. Das bereitgestellte Fächerangebot muß den unterschiedlichen Belangen der zumeist heterogenen Schülerstruktur Rechnung tragen. Bei der Besetzung von Lehrerstellen sollte Einvernehmen mit der ärztlichen Leitung hergestellt werden.

3.5 Besondere organisatorische Regelungen

Unabhängig von der jeweiligen Rechtsform der kinder- und jugendpsychiatrischen Klinik bzw. der Klinik, an der sich die kinder- und jugendpsychiatrische Abteilung befindet, muß die fachliche Eigenständigkeit der kinder- und jugendpsychiatrischen Klinik/Abteilung organisatorisch ausdrücklich berücksichtigt werden. Moderne Organisations- und Steuerungsmöglichkeiten wie interne Budgetierung und andere sollten dazu genutzt werden, die Zuordnung der finanziellen und sonstigen Ressourcen erkennbar und durchschaubar zu machen. In allen Verwaltungsangelegenheiten bis hin zur Personalvertretung sind die Besonderheiten der kinder- und jugendpsychiarischen Klinik/Abteilung zu beachten.

Der Schutz der Privatsphäre der kinder- und jugendpsychiatrischen Patienten und ihrer Angehörigen muß gewährleistet sein.

Patienten und ihre Angehörigen haben das uneingeschränkte Recht, sich mit Beschwerden, Anfragen und Anregungen an die zuständigen Stellen, die behandelnden Ärzte/Psychologen, an die ärztliche Leitung und an unabhängige Beschwerdeinstanzen, z.b. Patientenfürsprecher oder Beschwerdekommissionen, zu wenden.

4. Diagnostisches und therapeutisches Leistungsangebot

Ambulante, teilstationäre und stationäre kinder- und jugendpsychiatrische Behandlungen werden interdisziplinär im Rahmen eines ärztlich verantworteten Behandlungsplanes durchgeführt. Alle Patienten benötigen in unterschiedlichem Umfang diagnostische und therapeutische Angebote, insbesondere

◆ ärztliche Diagnostik und Therapie
◆ Betreuung und Führung durch den Pflege- und Erziehungsdienst
◆ psychologische Diagnostik und Therapie
◆ Psychotherapie
◆ Bewegungstherapie (Physiotherapie)
◆ Beschäftigungs- und Arbeitstherapie (Ergotherapie) einschließlich Musik- und Kunsttherapie
◆ Logopädie/Sprachheiltherapie

- Sozialarbeit/Sozialpädagogik
- Heilpädagogik

Apparative Möglichkeiten zur neurologischen, neuroradiologischen und sonstigen medizinischen Diagnostik müssen verfügbar sein. Weitergehende Untersuchungen sollten in Kooperation mit anderen Krankenhäusern sowie durch Hinzuziehung von Konsiliarärzten erfolgen können.

Der teilstationäre oder stationäre Behandlungsalltag sollte bei familienähnlicher Struktur soviel Normalität wie möglich beinhalten.

Basis der teilstationären oder stationären kinder- und jugendpsychiatrischen Behandlung ist die pflegerisch-heilpädagogische Behandlungsgruppe. Nach dem Prinzip der Gruppenpflege gewährleisten die Mitarbeiter und Mitarbeiterinnen des Pflege- und Erziehungsdienstes die Sicherstellung der Rahmenbedingungen, die für die Therapie von Kindern und Jugendlichen in einer Fachklinik erforderlich sind. Das grundsätzliche Erfordernis des Miteinanders und Nebeneinanders von Therapie und Erziehung in der stationären/teilstationären Kinder- und Jugendpsychiatrie ergibt sich daraus, daß sich Kinder und Jugendliche in einem lebhaften Entwicklungsprozeß befinden und auf Stützung, Erziehung und Führung angewiesen sind, insbesondere dann, wenn sie psychisch erkranken.

Erforderlich sind ein ausreichendes Angebot an Freizeitaktivitäten sowie Möglichkeiten zur Durchführung von therapeutischen Maßnahmen außerhalb des Krankenhauses. Zum Therapiekonzept gehört die Möglichkeit der ein- und mehrtägigen Beurlaubung der Kinder/Jugendlichen, z.B. über das Wochenende, in die Herkunftsfamilie oder die Herkunftseinrichtung. Die räumlichen Voraussetzungen zur Mitaufnahme von Bezugspersonen sollten gegeben sein.

5. Personelle Ausstattung

Die kinder- und jugendpsychiatrische Kinik/Abteilung muß in ausreichendem Maß über qualifizierte Mitarbeiter verfügen, um psychisch kranke Kinder und Jugendliche unter differenzierten therapeutischen Zielsetzungen zu behandeln und heilpädagogisch zu betreuen. Der Personalbedarf wird anhand des unterschiedlichen Behandlungsbedarfs der verschiedenen Patientengruppen nach der Psychiatrie-Personalverordnung ermittelt und muß von den Kostenträgern finanziert werden.

Eine kinder- und jugendpsychiatrische Klinik/Abteilung benötigt:

◆ Ärzte für Kinder- und Jugendpsychiatrie
◆ Ärzte in Weiterbildung
◆ Diplom-Psychologen
◆ (Fach-)Krankenschwestern/-pfleger
◆ Erzieher
◆ Ergotherapeuten, Beschäftigungs- und Arbeitstherapeuten
◆ Musiktherapeuten
◆ Bewegungstherapeuten
◆ Krankengymnasten
◆ Heilpädagogen
◆ Sozialarbeiter, Sozialpädagogen
◆ Logopäden
◆ Sprachheiltherapeuten

Eine regelmäßige Fort- und Weiterbildung der Mitarbeiter ist unerläßlich. Psychotherapeutische Zusatzqualifikationen sollten angestrebt werden.

Allen Mitarbeitern sollte die Teilnahme an einer Supervision ermöglicht werden. In der stationären/teilstationären Kinder- und Jugendpsychiatrie müssen die Mitarbeiter in eine oft

39

sehr persönliche Interaktion mit Kindern und Jugendlichen eintreten. Daraus entstehen Wechselwirkungsprozesse, die dann für die Therapie nutzbar sind, wenn sie regelmäßig in einer Supervision reflektiert werden können. Die Supervision dient zudem der Klärung der funktionellen Beziehungen im Team und fördert das gemeinsame therapeutische Handeln.

Die kinder- und jugendpsychiatrische Klinik/Abteilung ist Fortbildungsstätte für die dort tätigen Berufsgruppen. Sie ist in die Ausbildung des Krankenpflegepersonals einbezogen und stellt Praktikumsplätze für andere Berufsgruppen zur Verfügung. Die Dienstpläne aller Berufsgruppen sind patientengerecht zu gestalten. Notwendig ist ein eigener fachärztlicher Bereitschafts- und Rufdienst.

6. Bauliche Bedingungen

Eine deutliche räumliche Trennung der kinder- und jugendpsychiatrischen Klinik/Abteilung von anderen Fachbereichen und Abteilungen des Krankenhauses ist aus fachlichen und organisatorischen Gründen notwendig. Gestaltung und Ausstattung der kinder- und jugendpsychiatrischen Klinik/Abteilung müssen den Lebensbedürfnissen der Kinder und Jugendlichen entsprechen und ein therapeutisches Milieu begünstigen. Dazu bedarf es ausreichender Räumlichkeiten, eines wohnlichen Mobiliars und hinreichender Freiflächen für Spiel und Sport. Die notwendigen Geräte, Spielmittel und Verbrauchsmaterialien müssen bereitgehalten werden. Jeder Patient sollte sich einen eigenen Bereich gestalten und persönliche Gegenstände einschließlich der Kleidung selbst verwahren können. Die Stationen werden gemischtgeschlechtlich belegt. Patientenzimmer sollten nicht mehr als 2-3 Plätze haben.

Die Stationsgröße soll 10 durchschnittlich belegte Plätze betragen, wobei eine Untergliederung in 2 Behandlungsgruppen mit 5 Patienten vorzusehen ist. Die Gruppen sollten die Möglichkeit zur Selbstversorgung haben.

Grundsätzlich sind die Stationen offen zu führen. Geschlossene Behandlung muß möglich sein.

7. Zusammenarbeit mit anderen Diensten

Die Fachdisziplin Kinder- und Jugendpsychiatrie ist ein medizinisches Fachgebiet, für das die Kooperation mit anderen Diensten zur Entwicklung, Förderung, Erziehung und Betreuung von Kindern, Jugendlichen und Heranwachsenden von besonderer Bedeutung ist. Das gilt vor allem für die Beziehung zwischen Kinder- und Jugendpsychiatrie und Jugendhilfe. Die Planung der erforderlichen kinder- und jugendpsychiatrischen Versorgung der Region ist effektiv nur möglich, wenn Ausstattung und Leistungsstruktur der für Kinder und Jugendliche vorhandenen komplementären Dienste der Jugendhilfe berücksichtigt werden. Die Kinder- und Jugendpsychiatrie hat von Beginn ihrer Interventionen an den Erziehungs- und Entwicklungshintergrund des Kindes, Jugendlichen bzw. Heranwachsenden in ihr Handeln einzubeziehen. Das gilt in besonderem Maß für die beträchtliche Anzahl von Kindern, Jugendlichen und

Heranwachsenden, deren psychische Fehlentwicklung und Erkrankung im Zusammenhang mit defizitären Lebensverhältnissen zu sehen sind. Schon zu Beginn einer kinder- und jugendpsychiatrischen Behandlung solcher Patienten und erst recht bei Planungen zu ihrer längerfristigen Betreuung sollte die Jugendhilfe eingeschaltet werden und im weiteren Verlauf der Behandlung einbezogen bleiben.

Die kinder- und jugendpsychiatrische Klinik arbeitet des weiteren eng mit niedergelassenen Ärzten, Therapeuten, anderen Kliniken, Gesundheitsämtern, Erziehungsberatungsstellen, sozial-psychiatrischen Diensten, Schulen und gutachterlich mit Vormundschafts- und Familiengerichten zusammen.

Aufgrund ihrer gemeinsamen Verantwortung müssen die unterschiedlichen Dienste ihre Hilfsangebote aufeinander abstimmen. Die kinder- und jugendpsychiatrische Klinik/Abteilung ist Mitglied der regionalen psychosozialen Arbeitsgemeinschaft.

Einem regionalen Versorgungsverbund können Kooperationsverträge, Konsiliarvereinbarungen oder die Einrichtung multidisziplinär besetzter Beratungs- und "Clearing"-Stellen dienen, in denen die verschiedenen Dienste gemeinsam Maßnahmen bei besonders problematischen Kindern und Jugendlichen abklären bzw. aufeinander abstimmen können.

Darüber hinaus sollte auch auf Länderebene eine Koordination insbesondere zwischen Jugendhilfe und Kinder- und Jugendpsychiatrie angestrebt werden. Die kinder- und jugendpsychiatrische Klinik sollte an der Entwicklung der notwendigen komplementären Einrichtungen zur Versorgung der von ihr zuvor behandelten Patienten mitwirken. Dies betrifft sowohl den Wohnbereich (einschließlich geeigneter Rehabilitationseinrichtungen) als auch den Bereich von Ausbildung und Arbeitserprobung.

Zur Integration der kinder- und jugendpsychiatrischen Klinik/Abteilung in das regionale Umfeld gehört eine regelmäßige Öffentlichkeitsarbeit, in welcher durch Informations-, Fort- und Weiterbildungsveranstaltungen nicht nur die Fachöffentlichkeit, sondern auch interessierte Laien über die Arbeitsweise und die Aufgaben der Kinder- und Jugendpsychiatrie informiert werden.

Verzeichnis der Einrichtungen für Kinder- und Jugendpsychychiatrie
(Psychiatrie, Neuropsychiatrie, Psychotherapie des Kindes- und Jugendalters) in der Bundesrepublik Deutschland am 01.01.1994
(Nachträge bis zum 31.08.1994)

Baden-Württemberg   Calw-Hirsau

Bezeichnung:	Landesklinik Nordschwarzwald
	- Abteilung für Kinder- und Jugendpsychiatrie -
Anschrift:	75365 Calw-Hirsau

Telefon:	(07051) 586 - 1
Telefon für Anmeldung:	(07051) 586 - 2447
Telefax:	(07051) 586 - 2268

Träger:	Land Baden-Württemberg
Organisation:	Landesklinik Nordschwarzwald
	(Allgemeinpsychiatrisches Krankenhaus)
Pflichtversorgung:	Überregionaler Versorgungsauftrag

Stationärer Bereich:	Intensiv- und Regelbehandlung: 16 Plätze
	Keine Langzeitbehandlung

Schutz vor Selbst- und Fremdgefährdung:	Intensivbeaufsichtigung

Besondere stationäre Behandlungsmöglichkeiten:	-

Unterrichtsbereich:	Eigener Unterrichtsbereich mit ständig abgeordneten Lehrkräften

Teilstationärer Bereich:	Kein eigener Bereich

Ambulanter Bereich:	Ermächtigung

45

Bezeichnung:	Abteilung für Kinder- und Jugendpsychiatrie der Psychiatrischen Klinik der Universität Freiburg
Anschrift:	Hauptstraße 8, 79104 Freiburg
Telefon:	(0761) 270 - 6551, 270 - 6555
Telefon für Anmeldung:	(0761) 270 - 6873, 270 - 6555
Telefax:	(0761) 270 - 6885
Träger:	Land Baden-Württemberg
Organisation:	Klinikum der Albert-Ludwig-Universität Freiburg
Pflichtversorgung:	-
Stationärer Bereich:	Intensiv- und Regelbehandlung: 18 Plätze Keine Langzeitbehandlung
Schutz vor Selbst- und Fremdgefährdung:	Stationen bzw. Gruppen mit ständigen Vorkehrungen für 12 Plätze
Besondere stationäre Behandlungsmöglichkeiten:	Psychoanalytisch begründete Psychotherapie / Familientherapie mit begleitender Elterntherapie
Unterrichtsbereich:	Eigener Unterrichtsbereich mit ständig abgeordneten Lehrkräften
Teilstationärer Bereich:	Kein eigener Bereich
Ambulanter Bereich:	Institutsambulanz, Poliklink, ständiger Konsiliardienst
Besondere ambulante Behandlungsmöglichkeiten:	Psychoanalytisch begründete Psychotherapie / Familientherapie / Motopaedie

Bezeichnung:	Psychiatrische Klinik, Abteilung für Kinder- und Jugendpsychiatrie der Universität Heidelberg
Anschrift:	Blumenstraße 8, 69115 Heidelberg
Telefon:	(06221) 56 - 8980
Telefon für Anmeldung:	(06221) 56 - 8981
Träger:	Land Baden-Württemberg
Organisation:	Universität Heidelberg
Pflichtversorgung:	-
Stationärer Bereich:	Intensiv- und Regelbehandlung: 18 Plätze Keine Langzeitbehandlung
Schutz vor Selbst- und Fremdgefährdung:	Intensivbeaufsichtigung; fakultativ entweichungserschwerende Maßnahmen für 6 Plätze
Besondere stationäre Behandlungsmöglichkeiten:	Psychoanalytisch begründete Psychotherapie / Verhaltenstherapie / Krisenintervention
Unterrichtsbereich:	Eigener Unterrichtsbereich mit abgeordneten Lehrkräften
Teilstationärer Bereich:	Kein eigener Bereich
Ambulanter Bereich:	Poliklinik, ständiger Konsiliardienst, Liaisondienste
Besondere ambulante Behandlungsmöglichkeiten:	Psychoanalytisch orientierte Kurzzeitbehandlung / Verhaltenstherapie / Krisenintervention

Bezeichnung:	Kinder- und jugendpsychiatrische Abteilung der Psychiatrischen Klinik, Erik Homburger Erikson-Haus Städtisches Klinikum Karlsruhe
Anschrift:	Postfach 62 80, Moltkestraße 14-16, 76042 Karlsruhe

Telefon:	(0721) 974 - 3910
Telefon für Anmeldung:	(0721) 974 - 3901
Telefax:	(0721) 974 - 1009

Träger:	Land Baden-Württemberg
Organisation:	Städtisches Klinikum GmbH, Akademisches Lehrkrankenhaus der Universität Freiburg
Pflichtversorgung:	Karlsruhe (Stadt und Landkreis), Rastatt, Baden-Baden

Stationärer Bereich:	Intensiv- und Regelbehandlung: 20 Plätze Keine Langzeitbehandlung

Schutz vor Selbst- und Fremdgefährdung:	-

Besondere stationäre Behandlungsmöglichkeiten:	Tiefenpsychologisch fundierte Psychotherapie / Verhaltenstherapie

Unterrichtsbereich:	Eigener Unterrichtsbereich mit ständig abgeordneten Lehrkräften

Teilstationärer Bereich:	Kein eigener Bereich

Ambulanter Bereich:	Poliklinik, ständiger Konsiliardienst, Ermächtigung

Besondere ambulante Behandlungsmöglichkeiten:	Psychoanalytisch begründete Psychotherapie

Bezeichnung:	Kinder- und Jugendpsychiatrische Klinik am
	Zentralinstitut für Seelische Gesundheit
Anschrift:	J 5, 68159 Mannheim

Telefon:	(0621) 1703 - 0
Telefon für Anmeldung:	(0621) 1703 - 373 (stationär)
Telefon für Anmeldung:	(0621) 1703 - 228 (ambulant)
Telefax:	(0621) 234 29

Träger:	Landesstiftung des Öffentlichen Rechts
Organisation:	Zentralinstitut für Seelische Gesundheit
Pflichtversorgung:	Stadt Mannheim

Stationärer Bereich:	Intensiv- und Regelbehandlung: 48 Plätze
	Keine Langzeitbehandlung

Schutz vor Selbst- und Fremdgefährdung:	Intensivbeaufsichtigung

Besondere stationäre Behandlungsmöglichkeiten:	Verhaltenstherapie / Gesprächspsychotherapie / Familientherapie

Unterrichtsbereich:	Eigener Unterrichtsbereich mit abgeordneten Lehrkräften

Teilstationärer Bereich:	Tagesklinik mit 3-5 Plätzen; 4-18 Jahre

Ambulanter Bereich:	Institutsambulanz, ständiger Konsiliardienst

Besondere ambulante Behandlungsmöglichkeiten:	Verhaltenstherapie / Gesprächspsychotherapie / Familientherapie

Anschluß-/ Übergangsbereich:	Therapeutische Wohngruppe für psychiatrisch kranke Jugendliche mit 12 Plätzen; 16-18 Jahre

Besondere Merkmale der Einrichtung:	2 heilpädagogische Kindergärten mit jeweils 9 Plätzen angeschlossen; berufsbildende Maßnahmen für psychisch kranke Rehabilitanden durch enge Kooperation mit Berufsbildungszentrum

Bezeichnung:	Kinder- und jugendpsychiatrische Abteilung der St. Lukas-Klinik Liebenau
Anschrift:	Siggenweiler Straße 11, 88074 Meckenbeuren-Liebenau

Telefon:	(07542) 10 0
Telefon für Anmeldung:	(07542) 10 351
Telefax:	(497542) 10 105

Träger:	Stiftung Liebenau,
Organisation:	Kirchliche Stiftung privaten Rechts
Pflichtversorgung:	-

Stationärer Bereich: Intensiv- und Regelbehandlung: 16 Plätze
Langzeitbehandlung: 4 Plätze *

Schutz vor Selbst- und Fremdgefährdung: Stationen bzw. Gruppen mit ständigen Vorkehrungen

Besondere stationäre Behandlungsmöglichkeiten: Psychoanalytisch orientierte Psychotherapie / Verhaltenstherapie / Gesprächspsychotherapie / Familientherapie / Heilpädagogik

Unterrichtsbereich: Eigener Unterrichtsbereich mit abgeordneten Lehrkräften

Teilstationärer Bereich: Kein eigener Bereich

Ambulanter Bereich: Ermächtigung

Anschluß-/ Übergangsbereich: Kooperation mit Heimen der Stiftung Liebenau (für geistig Behinderte);
Sonderschule G und L;
Berufsbildungswerk;
Werkstatt für Behinderte

Besondere Merkmale der Einrichtung: Gruppen für die Behandlung von lernbehinderten und geistig behinderten Kindern / Jugendlichen;
Gruppen für stationäre Eltern-Kind-Therapie

Bezeichnung:	Therapeutische Gemeinschaft für Kinder- und Jugendpsychiatrie, Sonderkrankenhaus
Anschrift:	Ortsstraße / Haus 61, 79691 Neuenweg

Telefon:	(07683) 7891
Telefon für Anmeldung:	(07622) 4424

Träger:	DPWV; Therapeutische Gemeinschaft e.V.
Organisation:	Selbständig
Pflichtversorgung:	-

Stationärer Bereich: Intensiv- und Regelbehandlung: 16 Plätze
Keine Langzeitbehandlung

Schutz vor Selbst- und Fremdgefährdung: Intensivbeaufsichtigung;
fakultativ entweichungserschwerende Maßnahmen für 1 Platz

Besondere stationäre Behandlungsmöglichkeiten: Gesprächspsychotherapie / Familientherapie individualspezifischer Orientierung

Unterrichtsbereich: Eigener Unterrichtsbereich mit eigenen Lehrkräften (Waldorfpädagogik)

Teilstationärer Bereich: Kein eigener Bereich

Ambulanter Bereich: Zugelassene Praxis

Besondere ambulante Behandlungsmöglichkeiten: Gesprächspsychotherapie / Familientherapie

Anschluß-/ Übergangsbereich: Pflegefamilien

Besondere Merkmale der Einrichtung: Integration in die Mitarbeiterfamilien;
Beschäftigungstherapie;
Tierpflege, Ländliche Hauswirtschaft

Bezeichnung: Abteilung für Kinder- und Jugendpsychiatrie
am Psychiatrischen Landeskrankenhaus
Weißenau

Anschrift: Weingartshofer Straße 2,
88214 Ravensburg-Weißenau

Telefon: (0751) 7601 - 304, - 1

Träger: Land Baden-Württemberg
Organisation: Akademisches Krankenhaus der Universität Ulm
Pflichtversorgung: Südöstliches Baden-Württemberg

Stationärer Bereich: Intensiv- und Regelbehandlung: 30 Plätze
Keine Langzeitbehandlung

Schutz vor Selbst- und   Intensivbeaufsichtigung
Fremdgefährdung:

Besondere stationäre Be-   Psychoanalytisch orientierte Psychotherapie /
handlungsmöglichkeiten: Individualpsychologische Therapie /
Verhaltenstherapie / Gesprächspsychotherapie /
Gestalttherapie / Familientherapie phasischer
Orientierung

Unterrichtsbereich: Eigener Unterrichtsbereich mit ständig abgeordneten Lehrkräften

Teilstationärer Bereich: Kein eigener Bereich

Ambulanter Bereich: Klärungsstelle; Ermächtigung

Bezeichnung:	Kinder- und Jugendpsychiatrische Klinik der Johannesanstalten, Mosbach
Anschrift:	Schwarzacher Hof, 74869 Schwarzach
Telefon:	(06262) 222 88
Träger:	Diakonisches Werk
Organisation:	Johannesanstalten Mosbach
Pflichtversorgung:	-
Stationärer Bereich:	Intensiv- und Regelbehandlung: 15 Plätze Langzeitbehandlung: 15 Plätze
Schutz vor Selbst- und Fremdgefährdung:	Intensivbeaufsichtigung
Besondere stationäre Behandlungsmöglichkeiten:	Verhaltenstherapie / Gesprächspsychotherapie / Gestalttherapie / Familientherapie systemischer Orientierung
Unterrichtsbereich:	Eigener Unterrichtsbereich mit abgeordneten Lehrkräften
Teilstationärer Bereich:	Kein eigener Bereich
Ambulanter Bereich:	Sozialpädiatrisches Zentrum
Besondere ambulante Behandlungsmöglichkeiten:	Verhaltenstherapie / Gesprächspsychotherapie / Gestalttherapie / Familientherapie systemischer Orientierung
Besondere Merkmale der Einrichtung:	Es können lernbehinderte / geistig behinderte Patientinnen / Patienten aufgenommen werden.

Bezeichnung:	Abteilung für Kinder- und Jugendpsychiatrie des Olgahospitals
Anschrift:	Mörikestraße 9, 70178 Stuttgart
Telefon:	(0711) 992 2470, - 1
Träger:	Stadt Stuttgart
Organisation:	Olgahospital
Pflichtversorgung:	-
Stationärer Bereich:	Intensiv- / Regel- und Langzeitbehandlung: 15 Plätze
Schutz vor Selbst- und Fremdgefährdung:	-
Besondere stationäre Behandlungsmöglichkeiten:	Tiefenpsychologisch orientierte Psychotherapie / Verhaltenstherapie / Gesprächspsychotherapie / Familientherapie systemischer Orientierung
Unterrichtsbereich:	Eigener Unterrichtsbereich mit ständig abgeordneten Lehrkräften
Teilstationärer Bereich:	Kein eigener Bereich
Ambulanter Bereich:	Überweisungsambulanz

Baden-Württemberg   Titisee-Neustadt

Bezeichnung:	Klinik Haus Vogt, Fachkrankenhaus für Kinder- und Jugendpsychiatrie, Psychotherapie und psychosomatische Erkrankungen
Anschrift:	Dennenbergstraße 5, 79822 Titisee-Neustadt

Telefon:	(07651) 200 80
Telefax:	(07651) 3922

Träger:	Stiftung für Bildung und Behindertenförderung GmBH Stuttgart
Organisation:	Selbständig
Pflichtversorgung:	-

Stationärer Bereich:	Intensiv- und Regelbehandlung: 40 Plätze Keine Langzeitbehandlung

Schutz vor Selbst- und Fremdgefährdung:	-

Besondere stationäre Behandlungsmöglichkeiten:	Psychoanalytisch begründete Psychotherapie / Milieutherapie

Unterrichtsbereich:	Eigener Unterrichtsbereich mit ständig abgeordneten Lehrkräften (Kliniksschule)

Teilstationärer Bereich:	Kein eigener Bereich

Ambulanter Bereich:	Ermächtigung

Besondere ambulante Behandlungsmöglichkeiten:	Psychoanalytisch begründete Psychotherapie

Bezeichnung:	Abteilung für Kinder- und Jugendpsychiatrie
Anschrift:	Osianderstraße 14, 72076 Tübingen
Telefon:	(07071) 29 2292, - 2306
Telefon für Anmeldung:	(07071) 29 2338
Telefax:	(07071) 29 4098
Träger:	Land Baden-Württemberg
Organisation:	Universität Tübingen
Pflichtversorgung:	-
Stationärer Bereich:	Intensiv- und Regelbehandlung: 25 Plätze Keine Langzeitbehandlung
Schutz vor Selbst- und Fremdgefährdung:	Intensivbeaufsichtigung
Besondere stationäre Behandlungsmöglichkeiten:	Tiefenpsychologisch fundierte Psychotherapie / Gesprächspsychotherapie / Familientherapie eklektischer Orientierung / Spieltherapie
Unterrichtsbereich:	Eigener Unterrichtsbereich mit abgeordneten Lehrkräften
Teilstationärer Bereich:	Kein eigener Bereich
Ambulanter Bereich:	Poliklinik; ständiger Konsiliardienst
Besondere ambulante Behandlungsmöglichkeiten:	Tiefenpsychologisch fundierte Psychotherapie / Gesprächspsychotherapie / Familientherapie systemischer Orientierung

Bezeichnung:	Abteilung für Kinder- und Jugendpsychiatrie am Psychiatrischen Landeskrankenhaus Weinsberg
Anschrift:	74189 Weinsberg
Telefon:	(07134) 75 - 0
Telefon für Anmeldung:	(07134) 75 - 217
Telefax:	(07134) 75 - 500
Träger:	Land Baden-Württemberg
Organisation:	Psychiatrisches Landeskrankenhaus
Pflichtversorgung:	Bundesland Baden-Württemberg
Stationärer Bereich:	Intensiv- und Regelbehandlung: 27 Plätze Langzeitbehandlung: 3 Plätze
Schutz vor Selbst- und Fremdgefährdung:	Stationen bzw. Gruppen mit ständiger Vorkehrung für 6 Plätze (weibl.), 6 Plätze (männl.), 12 Plätze (nicht getrennt)
Besondere stationäre Behandlungsmöglichkeiten:	Psychoanalytisch begründete Psychotherapie / Individualpsychologische Therapie / Verhaltenstherapie / Gesprächspsychotherapie / Familientherapie systemischer Orientierung
Unterrichtsbereich:	Eigener Unterrichtsbereich mit eigenen Lehrkräften
Teilstationärer Bereich:	Tagesklinik mit 9 Plätzen; 4-8 Jahre Schwerpunkt: Frühförderung
Ambulanter Bereich:	Ständiger Konsiliardienst; Ermächtigung
Rehabilitationsbereich:	Außenwohngruppe mit 6 Plätzen; Jugendalter Schwerpunkte: Tagesbetreuung; Schule am Ort

Bezeichnung:	Klinik für Kinder- und Jugendpsychiatrie
	am Kinderkrankenhaus Josefinum
Anschrift:	Kapellenstraße 30, 86154 Augsburg

Telefon:	(0821) 2412 - 1
Telefon für Anmeldung:	(0821) 2412 436
Telefax:	(0821) 2412 371

Träger:	Katholische Jugendfürsorge Augsburg
Organisation:	Kinderkrankenhaus Josefinum
Pflichtversorgung:	Regierungsbezirk Schwaben

Stationärer Bereich: — Intensiv- / Regel- und Langzeitbehandlung: 82 Plätze

Schutz vor Selbst- und Fremdgefährdung: — Intensivbehandlung; fakultativ entweichungserschwerende Maßnahmen

Besondere stationäre Behandlungsmöglichkeiten: — Verhaltenstherapie / Gesprächspsychotherapie / Familientherapie systemischer Orientierung / Spieltherapie psychoanalytischer Orientierung / Entspannungsverfahren / Katathymes Bilderleben

Unterrichtsbereich: — Modellschule mit allen Klassen des Grund- und Hauptschulbereiches, Differenzierung von Klassen und Unterricht, pädagogisch-therapeutische Intensivklassen

Teilstationärer Bereich: — Tagesklinik mit 45 Plätzen; 4-8 Jahre Behandlungsmethoden: s.o.

Ambulanter Bereich: — Institutsambulanz; Konsiliarbereich: Ständiger Konsiliardienst für die benachbarte Kinderklinik, für Heime und Berufsbildungswerke der Trägerschaft

Besondere ambulante Be- *handlungsmöglichkeiten:*	Psychoanalytisch orientierte Psychotherapie / Verhaltenstherapie / Familientherapie systemischer Orientierung / spezielle Therapieverfahren bei Teilleistungsstörungen
Besondere Merkmale der *Einrichtung:*	Zusätzliche intensive psychosomatische Behand- lung in Zusammenarbeit mit der benachbarten Kinderklinik (psychogene Eßstörungen, intestinale Störungen, Asthma, entgleiste Stoffwechselstörungen).

Bezeichnung:	Kinder- und Jugendpsychiatrische Klinik,
	Nervenkrankenhaus des Bezirks Oberfranken
Anschrift:	Cottenbacher Straße 23, 95445 Bayreuth

Telefon:	(0921) 283 1
Telefon für Anmeldung:	(0921) 283 813
Telefax:	(0921) 283 777

Träger:	Bezirk Oberfranken
Organisation:	Nervenkrankenhaus des Bezirks Oberfranken
Pflichtversorgung:	Bezirk Oberfranken

Stationärer Bereich: — Intensiv- und Regelbehandlung: 28 Plätze
Keine Langzeitbehandlung

Schutz vor Selbst- und Fremdgefährdung: — Stationen bzw. Gruppen mit ständigen Vorkehrungen für 3 Plätze

Besondere stationäre Behandlungsmöglichkeiten: — Verhaltenstherapie / Gesprächspsychotherapie / Gestalttherapie / Wachstumsorientierte Familientherapie / Körpertherapie

Unterrichtsbereich: — Eigener Unterrichtsbereich mit abgeordneten Lehrkräften

Teilstationärer Bereich: — Tagesklinik mit 6 Plätzen; 6-13 Jahre
Schwerpunkte: Verhaltensstörungen; Emotionale Störungen; Teilleistungsstörungen

Ambulanter Bereich: — Institutsambulanz; ständiger Konsiliardienst

Besondere ambulante Behandlungsmöglichkeiten: — Psychoanalytisch begründete Psychotherapie / Verhaltenstherapie / Gesprächspsychotherapie / Wachstumsorientierte Familientherapie / Körpertherapie

Bezeichnung:	Abteilung für Kinder- und Jugendpsychiatrie der Psychiatrischen Klinik mit Poliklinik Friedrich-Alexander-Universität Erlangen-Nürnberg
Anschrift:	Schwabachanlage 6 und 10, 91054 Erlangen
Telefon:	(09131) 85 - 9122, - 1
Telefon für Anmeldung:	(09131) 85 - 9123
Träger:	Freistaat Bayern
Organisation:	Universität Erlangen-Nürnberg
Pflichtversorgung:	-
Stationärer Bereich:	Intensiv- / Regel- und Langzeitbehandlung: 20 Plätze
Schutz vor Selbst- und Fremdgefährdung:	Intensivbeaufsichtigung; fakultativ entweichungserschwerende Maßnahmen für 2 Plätze
Besondere stationäre Behandlungsmöglichkeiten:	Psychoanalytisch begründete Psychotherapie / Individualpsychologische Therapie / Verhaltenstherapie / Gesprächspsychotherapie / Gestalttherapie
Unterrichtsbereich:	Eigener Unterrichtsbereich mit abgeordneten Lehrkräften
Teilstationärer Bereich:	Kein eigener Bereich
Ambulanter Bereich:	Poliklinik
Besondere ambulante Behandlungsmöglichkeiten:	Verhaltenstherapie / Gesprächspsychotherapie
Besondere Merkmale der Einrichtung:	Schlaflabor

Bezeichnung:	Bezirkskrankenhaus Landshut
	Klinik für Kinder- und Jugendpsychiatrie und
	- psychotherapie
Anschrift:	Prof.-Buchner-Straße 22, 84034 Landshut

Telefon:	(0871) 6008 - 0, 6008 - 391
Telefon für Anmeldung:	(0871) 6008 - 360
Telefax:	(0871) 6008 - 143

Träger:	Bezirk Niederbayern
Organisation:	Bezirkskrankenhaus
Pflichtversorgung:	Bezirk Niederbayern (ab Februar 1995)

Stationärer Bereich: Intensiv- und Regelbehandlung: 28 Plätze
Keine Langzeitbehandlung

Schutz vor Selbst- und 1 Behandlungsgruppe (5 Jugendliche)
Fremdgefährdung: mit ständigen Vorkehrungen

Besondere stationäre Be- Psychoanalytisch begründete Psychotherapie /
handlungsmöglichkeiten: Verhaltenstherapie / Gesprächspsychotherapie /
Gestalttherapie /
Klientenzentrierte Familientherapie /
Klientenzentrierte Spieltherapie /
Eltern-Kind-Bereich mit 3 Plätzen

Unterrichtsbereich: Eigener Unterrichtsbereich mit ständig abgeordneten Lehrkräften (Kliniksschule)

Teilstationärer Bereich: Tagesklinik mit 8 Plätzen; 6-12 Jahre
Schwerpunkt: Entwicklungsstörungen

Ambulanter Bereich: Institutsambulanz

Besondere ambulante Be- Psychoanalytisch begründete Psychotherapie /
handlungsmöglichkeiten: Verhaltenstherapie / Gesprächspsychotherapie /
Klientenzentrierte Familientherapie /
Klientenzentrierte Spieltherapie

Bezeichnung:	Heckscher-Klinik des Bezirks Oberbayern
	Fachklinik für Psychiatrie, Neurologie und
	Psychotherapie des Kindes- und Jugendalters
Anschrift:	Heckscher Straße 4, 80804 München
Telefon:	(089) 36 09 7 - 0
Telefax:	(089) 36 09 7 - 201
Träger:	Bezirk Oberbayern und Universität München
Organisation:	Selbständig
Pflichtversorgung:	Bezirk Oberbayern
Stationärer Bereich:	Intensiv- und Regelbehandlung: 104 Plätze
	Keine Langzeitbehandlung
Schutz vor Selbst- und	Intensivbeaufsichtigung;
Fremdgefährdung:	fakultativ entweichungserschwerende Maß-
	nahmen für 10 Plätze;
	Stationen bzw. Gruppen mit ständigen Vor-
	kehrungen für 14 Plätze
Besondere stationäre Be-	Psychoanalytisch begründete Psychotherapie /
handlungsmöglichkeiten:	Verhaltenstherapie / Familientherapie
Unterrichtsbereich:	Eigener Unterrichtsbereich mit abgeordneten
	Lehrkräften
Teilstationärer Bereich:	Tagesklinik mit 52 Plätzen; 4-14 Jahre
	Schwerpunkte: Störungen des Sozialverhaltens;
	Teilleistungsschwächen; Emotionale Störungen
Ambulanter Bereich:	Poliklinik; Institutsambulanz; Klärungsstelle;
	ständiger Konsiliardienst
Besondere ambulante Be-	Psychoanalytisch begründete Psychotherapie
handlungsmöglichkeiten:	Familientherapie
Anschluß-/	Therapeutische Wohngruppen; 16-18 Jahre
Übergangsbereich:	Schwerpunkte: Sozialpsychiatrische und päda-
	gogische Rehabilitation

Bezeichnung:	Kinder- und Jugendpsychiatrischer / Psychosomatischer Schwerpunkt der Kinderklinik und Poliklinik der Technischen Universität München
Anschrift:	Kölner Platz 1, 80804 München

Telefon: (089) 3068 - 7413

Träger: Stadt München und Freistaat Bayern
Organisation: Technische Universität München
Pflichtversorgung: -

Stationärer Bereich: Intensiv- und Regelbehandlung: 7 Plätze
Langzeitbehandlung: 8 Plätze (für Pat. mit Anorexia und Bulimia nervosa)

Schutz vor Selbst- und Intensivbeaufsichtigung;
Fremdgefährdung: fakultativ entweichungserschwerende Maßnahmen für 1 Platz

Besondere stationäre Be- Systemisch-integratives Therapiekonzept mit
handlungsmöglichkeiten: Familien- / Gruppen- / und Einzeltherapie und Elementen verschiedener Therapierichtungen (Wachstumsorientierte und Systemische Familientherapie/ Gestalttherapie / Gesprächspsychotherapie / Verhaltenstherapie / Körpertherapie)

Unterrichtsbereich: Eigener Unterrichtsbereich mit abgeordneten Lehrkräften

Teilstationärer Bereich: Kein eigener Bereich

Ambulanter Bereich: Poliklinik; Klärungsstelle

Besondere ambulante Be- Systemisch-integratives Therapiekonzept mit
handlungsmöglichkeiten: Familien- / Gruppen- / und Einzeltherapie und Elementen verschiedener Therapierichtungen (Wachstumsorientierte und Systemische Familientherapie/ Gestalttherapie / Gesprächspsychotherapie / Verhaltenstherapie / Körpertherapie)

Bezeichnung:	Klinik für Kinder- und Jugendpsychiatrie, Psychotherapie
Anschrift:	Flurstraße 17, 90419 Nürnberg
Telefon:	(0911) 398 28 92
Telefon:	(0911) 398 280 0 (ambulant und stationär)
Telefon:	(0911) 398 315 0 (Tagesklinik)
Träger:	Stadt Nürnberg
Organisation:	Klinikum - Stadt Nürnberg
Pflichtversorgung:	-
Stationärer Bereich:	Intensiv- und Regelbehandlung: 24 Plätze Keine Langzeitbehandlung
Schutz vor Selbst- und Fremdgefährdung:	Intensivbeaufsichtigung; fakultativ entweichungserschwerende Maßnahmen für 4 Plätze
Besondere stationäre Behandlungsmöglichkeiten:	Psychoanalytisch begründete Psychotherapie / Individualpsychologische Therapie / Verhaltenstherapie / Gesprächspsychotherapie / Entwicklungsorientierte u. analytische Familientherapie
Unterrichtsbereich:	Eigener Unterrichtsbereich mit abgeordneten Lehrkräften
Teilstationärer Bereich:	Tagesklinik mit 12 Plätzen für Vorschule, Grund- und Teilhauptschule; Jugendliche
Ambulanter Bereich:	Institutsambulanz; ständiger Konsiliardienst
Besondere stationäre Behandlungsmöglichkeiten:	Psychoanalytisch begründete Psychotherapie / Individualpsychologische Therapie / Verhaltenstherapie / Gesprächspsychotherapie / Entwicklungsorientierte u. analytische Familientherapie

Bezeichnung:	Fachklinik für Kinder- und Jugendpsychiatrie am Bezirkskrankenhaus Regensburg
Anschrift:	Universitätsstraße 84, Eingang Vitusstraße 3, 93053 Regensburg

Telefon:	(0941) 941 - 881
Telefon für Anmeldung:	(0941) 941 - 888
Telefax:	(0941) 941 - 879

Träger:	Bezirk Oberpfalz
Organisation:	Bezirkskrankenhaus Regensburg
Pflichtversorgung:	Bezirk Oberpfalz
Stationärer Bereich:	Intensiv- und Regelbehandlung: 28 Plätze Keine Langzeitbehandlung
Schutz vor Selbst- und Fremdgefährdung:	Intensivbeaufsichtigung; fakultativ entweichungserschwerende Maßnahmen für 4 Plätze
Besondere stationäre Behandlungsmöglichkeiten:	Mutter-Kind-Aufnahme möglich
Unterrichtsbereich:	Eigener Unterrichtsbereich mit abgeordneten Lehrkräften
Teilstationärer Bereich:	Tagesklinik mit 8 Plätzen; 4-14 Jahre Schwerpunkte: Emotionale Störungen; Teilleistungsstörungen
Ambulanter Bereich:	Ermächtigungsambulanz
Anschluß-/ Übergangsbereich:	Konsiliarische Kooperation mit Einrichtungen der Jugendhilfe und Wiedereingliederungshilfe

Bezeichnung:	Klinik und Poliklinik für Kinder- und Jugendpsychiatrie der Universität Würzburg
Anschrift:	Füchsleinstraße 15, 97080 Würzburg

Telefon:	(0931) 203 309, - 10
Telefon für Anmeldung:	(0931) 203 309
Telefax:	(0931) 203 304

Träger:	Freistaat Bayern
Organisation:	Universität Würzburg
Pflichtversorgung:	-

Stationärer Bereich: Intensiv- und Regelbehandlung: 30 Plätze Keine Langzeitbehandlung

Schutz vor Selbst- und Fremdgefährdung: Stationen bzw. Gruppen mit ständigen Vorkehrungen für 2 Plätze (männl.), 2 Plätze (weibl.) in der Erwachsenen-Psychiatrie

Besondere stationäre Behandlungsmöglichkeiten: Psychoanalytisch begründete Psychotherapie / Verhaltenstherapie / Familientherapie / Funktionelle Übungsbehandlungen / Psychopharmakotherapie / Ergotherapie / Physiotherapie / Musiktherapie / Heilpädagogik / Gruppentherapie (Eltern und Kind)

Unterrichtsbereich: Eigener Unterrichtsbereich mit abgeordneten Lehrkräften

Teilstationärer Bereich: Kein eigener Bereich

Ambulanter Bereich: Poliklinik; ständiger Konsiliardienst

Besondere stationäre Behandlungsmöglichkeiten: Individualpsychologische Therapie / Verhaltenstherapie / Gesprächspsychotherapie / Familientherapie / Gruppentherapie

München (3) - Ausschließlich ambulante Einrichtungen - Bayern

Bezeichnung:	Institut und Poliklinik für Kinder- und Jugendpsychiatrie der Universität München
Anschrift:	Lindwurmstraße 2a, Postanschrift: Nußbaumstraße 7, 80336 München

Telefon: (089) 5160 51 55

Träger:	Freistaat Bayern
Organisation:	Ludwig-Maximilian Universität München
Pflichtversorgung:	-

Stationärer Bereich: Kein eigener Bereich

Unterrichtsbereich: -

Teilstationärer Bereich: Kein eigener Bereich

Ambulanter Bereich: Institutsambulanz; ständiger Konsiliardienst

Besondere ambulante Behandlungsmöglichkeiten: Psychoanalytisch begründete Psychotherapie / Wachstumsorientierte Familientherapie

Bayern - Ausschließlich ambulante Einrichtungen - München (4)

Bezeichnung:	Poliklinik für Kinder- und Jugendpsychotherapie
Anschrift:	Biedersteiner Straße 29, 80802 München
Telefon:	(089) 3849 - 3341
Telefon für Anmeldung:	(089) 3849 - 3345
Telefax:	(089) 3849 - 3339
Träger:	Freistaat Bayern
Organisation:	Technische Universität München
Pflichtversorgung:	-
Stationärer Bereich:	Kein eigener Bereich
Unterrichtsbereich:	-
Teilstationärer Bereich:	Kein eigener Bereich
Ambulanter Bereich:	Poliklinik
Besondere ambulante Behandlungsmöglichkeiten:	Tiefenpsychologisch-psychoanalytisch orientierte Psychotherapie mit Kindern, Jugendlichen und deren Bezugspersonen / Psychoanalytisch orientierte Familientherapie, speziell für Eltern m. Säuglingen / Krisenintervention / Maltherapie

Bezeichnung:	Abteilung für Kinder- und Jugendpsychiatrie
Anschrift:	Brebacher Weg 15, 12683 Berlin
Telefon:	(030) 5680 - 568
Telefax:	(030) 5680 - 241
Träger:	Land Berlin
Organisation:	Wilhelm Griesinger Krankenhaus
	Krankenhausbetrieb Berlin-Marzahn
Pflichtversorgung:	Berlin-Marzahn, Hellersdorf, Köpenick,
	Treptow
Stationärer Bereich:	Intensiv- und Regelbehandlung: 20 Plätze
	Keine Langzeitbehandlung
Schutz vor Selbst- und	Stationen bzw. Gruppen mit ständigen Vor-
Fremdgefährdung:	kehrungen für 4 Plätze
Besondere stationäre Be-	-
handlungsmöglichkeiten:	
Unterrichtsbereich:	Eigener Unterrichtsbereich mit abgeordneten
	Lehrkräften; Kleingruppenunterricht
Teilstationärer Bereich:	Tagesklinik mit 20 Plätzen (ab September 1994)
	Schwerpunkte:
	Heilpädagogisch-psychotherapeutisches
	Behandlungsangebot
	- Familientherapie -
Ambulanter Bereich:	Institutsambulanz

Bezeichnung: Abteilung für Psychiatrie, Neurologie und
                        Psychotherapie des Kindes- und Jugendalters,
                        Humboldt-Krankenhaus
Anschrift: Frohnauerstraße 74-80, 13467 Berlin

Telefon: (030) 41 901 - 0
Telefon für Anmeldung: (030) 41 901 - 210 (ambulant)

Träger: Land Berlin
Organisation: Humboldt-Krankenhaus von
                        Berlin-Reinickendorf
Pflichtversorgung: Berliner Bezirke Reinickendorf, Wedding,
                        Pankow (für 8 Bezirke, nicht für Tiergarten)

Stationärer Bereich: Intensiv- und Regelbehandlung: 63 Plätze
                        Keine Langzeitbehandlung

Schutz vor Selbst- und Stationen oder Gruppen mit ständigen Vor-
Fremdgefährdung: kehrungen für 9 Plätze

Besondere stationäre Be- Psychoanalytisch begründete Psychotherapie /
handlungsmöglichkeiten: Individualpsychologische Therapie /
                        Verhaltenstherapie / Gesprächspsychotherapie /
                        Familientherapie / Psychodrama / Klientenzentrierte
                        Spieltherapie / Kunsttherapie / Musiktherapie /
                        Ergotherapie

Unterrichtsbereich: Eigener Unterrichtsbereich mit abgeordneten
                        Lehrkräften

Teilstationärer Bereich: Tagesklinik mit 24 Plätzen; 6-14 Jahre
                        Schwerpunkte: Psychotherapie und Gruppen-
                        angebote; Familientherapie; Elternberatung;
                        Schulpädagogische Förderung

Ambulanter Bereich: Institutsambulanz

Besondere ambulante Be- Psychoanalytisch begründete Psychotherapie /
handlungsmöglichkeiten: Verhaltenstherapie / Gesprächspsychotherapie /
                        Gestalttherapie / Familientherapie /
                        Psychodrama / Klientenzentrierte Spieltherapie

71

Bezeichnung:	Nervenklinik Spandau, Abteilung für Psychiatrie und Neurologie des Kindes- und Jugendalters
Anschrift:	Griesingerstraße 27-33, 13589 Berlin

Telefon:	(030) 3701 1
Telefon für Anmeldung:	(030) 3701 40 56
Telefax:	(030) 3701 35 00

Träger:	Bezirk Berlin Spandau
Organisation:	Nervenklinik Spandau
Pflichtversorgung:	Berlin Spandau / Charlottenburg, Wilmersdorf, Tempelhof

Stationärer Bereich:	Intensiv- und Regelbehandlung: 30 Plätze Langzeitbehandlung: 30 Plätze
Schutz vor Selbst- und Fremdgefährdung:	Intensivbeaufsichtigung; fakultativ entweichungserschwerende Maßnahmen für 7 Plätze; Stationen bzw. Gruppen mit ständigen Vorkehrungen für 6 Plätze
Besondere stationäre Behandlungsmöglichkeiten:	Psychoanalytisch begründete Psychotherapie / Verhaltenstherapie / Familientherapie analytischer Orientierung / Körpertherapie / Ergotherapie / Musiktherapie
Unterrichtsbereich:	Ständig abgeordnete Lehrkräfte; Einzelbeschulung in allen Schulformen möglich
Teilstationärer Bereich:	Tagesklinik mit 5 Plätzen; 10-21 Jahre Schwerpunkte: Schulbesuch; Therapie
Ambulanter Bereich:	Institutsambulanz

Besondere ambulante Be- Psychoanalytisch begründete Psychotherapie /
handlungsmöglichkeiten: Verhaltenstherapie / Gesprächspsychotherapie /
Familientherapie analytischer Orientierung /
Körpertherapie

Besondere Merkmale der Besondere Therapieangebote
Einrichtung: für Krisenintervention bei psychisch Kranken,
geistig behinderten Kindern und Jugendlichen,
Sexualstraftäter, Langzeitbehandlung für
psychosekranke Jugendliche

Bezeichnung:	Kinder- und Jugendpsychiatrische Abteilung des Evangelischen Krankenhauses Königin Elisabeth Herzberge
Anschrift:	Herzbergstraße 79, 10362 Berlin

Telefon:	(030) 55 17 80
Telefon für Anmeldung:	(030) 55 17 27 7
Telefax:	(030) 55 17 82 48

Träger:	Diakonisches Werk
Organisation:	Evangelisches Krankenhaus
Pflichtversorgung:	Bezirke Lichtenberg, Friedrichshain, Weißensee, Hohenschönhausen

Stationärer Bereich: Intensiv- und Regelbehandlung: 32 Plätze
Keine Langzeitbehandlung

Schutz vor Selbst- und Fremdgefährdung: Intensivbeaufsichtigung;
fakultativ entweichungserschwerende Maßnahmen für 10 Plätze

Besondere stationäre Behandlungsmöglichkeiten: Psychoanalytisch begründete Psychotherapie /
Individualpsychologische Therapie /
Familientherapie systemischer Orientierung

Unterrichtsbereich: Eigener Unterrichtsbereich mit ständig abgeordneten Lehrkräften

Teilstationärer Bereich: Tagesklinik mit 14 Plätzen; 6-13 Jahre
Schwerpunkte:
Einzel- und Gruppenpsychotherapie;
Eltern-Kind-Behandlung; Heilpädagogik

Ambulanter Bereich: Institutsambulanz

Besondere ambulante Behandlungsmöglichkeiten: Psychoanalytisch begründete Psychotherapie /
Individualpsychologische Therapie /
Familientherapie systemischer Orientierung

Bezeichnung:	Psychosomatische Abteilung der Universitätskinderklinik im Universitätsklinikum Rudolf Virchow (Freie Universität Berlin)
Anschrift:	Heubnerweg 6, 14059 Berlin

Telefon:	(030) 3035 - 4228
Telefon für Anmeldung:	(030) 3035 - 4288
Telefax:	(030) 3035 - 4638

Träger:	Land Berlin
Organisation:	Freie Universität Berlin - Universitätsklinikum Rudolf-Virchow
Pflichtversorgung:	-

Stationärer Bereich:	Intensiv- und Regelbehandlung: 12 Plätze Keine Langzeitbehandlung
Schutz vor Selbst- und Fremdgefährdung:	Intensivbeaufsichtigung
Besondere stationäre Behandlungsmöglichkeiten:	Psychoanalytisch begründete Psychotherapie / Verhaltenstherapie / Gesprächspsychotherapie / Familientherapie / Katathymes Bilderleben / Ergotherapie
Unterrichtsbereich:	Eigener Unterrichtsbereich mit abgeordneten Lehrkräften
Teilstationärer Bereich:	Kein eigener Bereich
Ambulanter Bereich:	Institutsambulanz; Poliklinik; Klärungsstelle; ständiger Konsiliardienst für die Kinderklinik; Ermächtigung
Besondere ambulante Behandlungsmöglichkeiten:	Psychoanalytisch begründete Psychotherapie / Verhaltenstherapie / Gesprächspsychotherapie / Familientherapie

Bezeichnung:	Freie Universität Berlin
	Universitätsklinikum Rudolf Virchow
	Abteilung für Psychiatrie und Neurologie
	des Kindes- und Jugendalters (WE 16)
Anschrift:	Platanenallee 23, 14050 Berlin

Telefon:	(030) 300 38 101, 300 38 113
Telefon für Anmeldung:	(030) 300 38 110
Telefax:	(030) 304 47 36

Träger:	Land Berlin
Organisation:	Freie Universität Berlin
Pflichtversorgung:	-

Stationärer Bereich: — Intensiv- und Regelbehandlung: 18 Plätze
Keine Langzeitbehandlung

Schutz vor Selbst- und Fremdgefährdung: — Intensivbeaufsichtigung

Besondere stationäre Behandlungsmöglichkeiten: — Psychoanalytisch begründete Psychotherapie / Verhaltenstherapie / Gesprächspsychotherapie / Familientherapie systemischer Orientierung / Logopädie / Ergotherapie

Unterrichtsbereich: — Eigener Unterrichtsbereich mit abgeordneten Lehrkräften

Teilstationärer Bereich: — Kein eigener Bereich

Ambulanter Bereich: — Poliklinik; Klärungsstelle; ständiger Konsiliardienst

Besondere ambulante Behandlungsmöglichkeiten: — Psychoanalytisch begründete Psychotherapie / Verhaltenstherapie / Gesprächspsychotherapie / Familientherapie systemischer Orientierung / Ergotherapie

Bezeichnung:	Max-Bürger-Krankenhaus, Psychotherapeutische Abteilung für Kinder- und Jugendliche
Anschrift:	Rudolf-Mosse-Straße 9, 14197 Berlin
Telefon:	(030) 823 50 37
Träger:	Land Berlin
Organisation:	Max-Bürger-Krankenhaus, Krankenhausbetrieb von Berlin-Charlottenburg
Pflichtversorgung:	-
Stationärer Bereich:	Keine Intensiv- und Regelbehandlung Langzeitbehandlung: 16 Plätze (Jugendliche)
Schutz vor Selbst- und Fremdgefährdung:	-
Besondere stationäre Behandlungsmöglichkeiten:	Psychoanalytisch orientierte Psychotherapie / Familientherapie analytischer Orientierung / Familientherapie struktureller Orientierung
Unterrichtsbereich:	Eigener Unterrichtsbereich mit abgeordneten Lehrkräften
Teilstationärer Bereich:	Zwei Tageskliniken mit insgesamt 18 Plätzen; 10-13 Jahre (8 Plätze), 14-20 Jahre (10 Plätze) Schwerpunkte: Gruppen- / Einzelpsychotherapie psychoanalytischer Orientierung
Ambulanter Bereich:	Kein eigener Bereich

Bezeichnung:	Klinik und Poliklinik für Psychiatrie des Kindes- und Jugendalters Universitätsklinikum Charite Medizinische Fakultät der Humboldt-Universität zu Berlin
Anschrift:	Schumannstraße 20/21, 10117 Berlin
Telefon:	(030) 28 02 33 26
Telefon für Anmeldung:	(030) 28 02 20 46
Telefax:	(030) 28 02 13 88
Träger:	Land Berlin
Organisation:	Universitätsklinikum Charite, Medizinische Fakultät der Humboldt-Universität zu Berlin
Pflichtversorgung:	Bezirk Mitte, Tiergarten
Stationärer Bereich:	Intensiv- und Regelbehandlung: 15 Plätze Keine Langzeitbehandlung
Schutz vor Selbst- und Fremdgefährdung:	-
Besondere stationäre Behandlungsmöglichkeiten:	Verhaltenstherapie / Gesprächspsychotherapie / Gestalttherapie / Familientherapie
Unterrichtsbereich:	Eigener Unterrichtsbereich mit abgeordneten Lehrkräften
Teilstationärer Bereich:	12 Plätze
Ambulanter Bereich:	Poliklinik; ständiger Konsiliardienst
Besondere ambulante Behandlungsmöglichkeiten:	Verhaltenstherapie / Gesprächspsychotherapie / Gestalttherapie / Familientherapie

Bezeichnung:	Kinderneuropsychiatrie Brandenburg
Anschrift:	Anton-Saefkow-Allee, 14772 Brandenburg

Telefon: (03380) 545 2 412

Träger:	Land Brandenburg
Organisation:	Landesklinik Brandenburg
Pflichtversorgung:	-

Stationärer Bereich: Intensiv- und Regelbehandlung: 75 Plätze *
Keine Langzeitbehandlung

Schutz vor Selbst- und Fremdgefährdung: -

Besondere stationäre Behandlungsmöglichkeiten: Psychoanalytisch begründete Psychotherapie /
Individualpsychologische Therapie /
Verhaltenstherapie / Gesprächspsychotherapie /
Gestalttherapie / Familientherapie

Unterrichtsbereich: Eigener Unterrichtsbereich mit ständig abgeordneten Lehrkräften (Kliniksschule)

Teilstationärer Bereich: Kein eigener Bereich

Ambulanter Bereich: Institutsambulanz; Fachambulanz nach § 311
Einigungsvertrag mit Bestandsgarantie über
1995 hinaus.

Besondere Merkmale der Einrichtung: Aufnahme auch neurologisch kranker Kinder /
Jugendlicher zur Diagnostik und Therapie
möglich.

Bezeichnung:	Landesklinik Eberswalde
Anschrift:	Oderberger Straße 8, 16225 Eberswalde
Telefon:	(03334) 530
Träger:	Land Brandenburg
Organisation:	Landesklinik Eberswalde
Pflichtversorgung:	Land Brandenburg (Nordkreise)
Stationärer Bereich:	Intensiv- und Regelbehandlung: 36 Plätze
	Keine Langzeitbehandlung
Schutz vor Selbst- und Fremdgefährdung:	-
Besondere stationäre Behandlungsmöglichkeiten:	Verhaltenstherapie / Gesprächspsychotherapie / Familientherapie
Unterrichtsbereich:	Eigener Unterrichtsbereich mit abgeordneten Lehrkräften
Teilstationärer Bereich:	Kein eigener Bereich
Ambulanter Bereich:	Institutsambulanz; Mobiler Dienst
Besondere ambulante Behandlungsmöglichkeiten:	Verhaltenstherapie

Bezeichnung:	Klinik für Kinder- und Jugendpsychiatrie Landesklinik Lübben
Anschrift:	Luckauer Straße 17, 15907 Lübben

Telefon:	(03546) 29 292
Telefax:	(03546) 29 242

Träger:	Land Brandenburg
Organisation:	Landesklinik Lübben
Pflichtversorgung:	Südlicher Raum Land Brandenburg

Stationärer Bereich:	Intensiv- und Regelbehandlung: 59 Plätze Keine Langzeitbehandlung

Schutz vor Selbst- und Fremdgefährdung:	Intensivbeaufsichtigung; fakultativ entweichungserschwerende Maßnahmen für 28 Plätze

Besondere stationäre Behandlungsmöglichkeiten:	Verhaltenstherapie

Unterrichtsbereich:	Eigener Unterrichtsbereich mit abgeordneten Lehrkräften

Teilstationärer Bereich:	Kein eigener Bereich

Ambulanter Bereich:	Institutsambulanz; ständiger Konsiliardienst

Besondere ambulante Behandlungsmöglichkeiten:	Verhaltenstherapie

Bezeichnung:	Klinikum Uckermark Kinderklinik
	- Station Neuropädiatrie -
Anschrift:	Auguststraße 23, PF 71, 16284 Schwedt
Telefon:	(03332) 5322 16
Träger:	Stadt Schwedt
Organisation:	Klinikum Uckermark GmbH i.G
Pflichtversorgung:	-
Stationärer Bereich:	Intensiv- und Regelbehandlung: 20 Plätze
	Keine Langzeitbehandlung
Schutz vor Selbst- und Fremdgefährdung:	-
Besondere stationäre Behandlungsmöglichkeiten:	Individualpsychologische Therapie / Verhaltenstherapie / Gesprächspsychotherapie
Unterrichtsbereich:	Eigener Unterrichtsbereich mit abgeordneten Lehrkräften
Teilstationärer Bereich:	Kein eigener Bereich
Ambulanter Bereich:	Ermächtigung
Besondere ambulante Behandlungsmöglichkeiten:	Individualpsychologische Therapie / Verhaltenstherapie / Gesprächspsychotherapie

Bezeichnung:	Kliniken der Freien Hansestadt Bremen
	Zentralkrankenhaus Bremen-Ost
	Klinik für Kinder- und Jugendpsychiatrie
	und - Psychotherapie
Anschrift:	Zürcher Straße 40, 28325 Bremen
Telefon:	(0421) 408 - 1320
Telefon für Anmeldung:	(0421) 408 - 2320
Träger:	Freie Hansestadt Bremen
Organisation:	Zentralkrankenhaus Bremen-Ost
Pflichtversorgung:	Stadtgemeinde Bremen / Bremerhaven
Stationärer Bereich:	Intensiv- und Regelbehandlung: 50 Plätze
	Keine Langzeitbehandlung
Schutz vor Selbst- und Fremdgefährdung:	Intensivbeaufsichtigung
Besondere stationäre Behandlungsmöglichkeiten:	Psychoanalytisch begründete Psychotherapie / Verhaltenstherapie / Gesprächspsychotherapie
Unterrichtsbereich:	Zugeordnete Regelschule
Teilstationärer Bereich:	Tagesklinik
Ambulanter Bereich:	Klärungsstelle; ständiger Konsiliardienst

Bezeichnung:	Psychosomatische Abteilung der Kinderklinik, Universitätskrankenhaus-Eppendorf
Anschrift:	Martinistraße 52, 20246 Hamburg
Telefon:	(040) 4717 37 00
Telefon für Anmeldung:	(040) 4717 27 15
Telefax:	(040) 4717 51 05
Träger:	Universität Hamburg
Organisation:	Universitätskrankenhaus-Eppendorf
Pflichtversorgung:	-
Stationärer Bereich:	Ständiger Liaisondienst und Konsiliardienst Keine eigenen stationären Plätze
Schutz vor Selbst- und Fremdgefährdung:	-
Besondere Behandlungsmöglichkeiten:	Psychoanalytisch begründete Psychotherapie / Verhaltenstherapie / Familientherapie
Unterrichtsbereich:	Abgeordnete Lehrkräfte
Teilstationärer Bereich:	Kein eigener Bereich
Ambulanter Bereich:	Institutsambulanz; Ermächtigung
Besondere ambulante Behandlungsmöglichkeiten:	Psychoanalytisch begründete Psychotherapie / Verhaltenstherapie / Familientherapie

Bezeichnung:	Abteilung für Kinder- und Jugendpsychiatrie der Psychiatrischen und Nervenklinik des Universitätskrankenhauses Hamburg
Anschrift:	Martinistraße 52, 20246 Hamburg

Telefon:	(040) 4717 22 30
Telefon für Anmeldung:	(040) 4717 22 30
Telefax:	(040) 4717 51 69

Träger:	Universität Hamburg
Organisation:	Psychiatrische und Nervenklinik des Universitätskrankenhauses Hamburg
Pflichtversorgung:	Sektor Eppendorf und Umgebung - bis zu 14 Jahren (Hamburg) - zw. 14-18 Jahren (Sektor)

Stationärer Bereich:	Intensiv- und Regelbehandlung: 24 Plätze Keine Langzeitbehandlung

Schutz vor Selbst- und Fremdgefährdung:	Intensivbeaufsichtigung; fakultativ entweichungserschwerende Maßnahmen; Kooperation mit Erwachsenenpsychiatrie

Besondere stationäre Behandlungsmöglichkeiten:	Psychoanalytisch begründete Psychotherapie / Familientherapie systemischer und analytischer Orientierung / Sozialtherapeutische Gruppenarbeit / Bewegungstherapie / körperbezogene Therapieformen

Unterrichtsbereich:	Abgeordnete Lehrkräfte

Teilstationärer Bereich:	Kein eigener Bereich (in Planung)

Ambulanter Bereich:	Institutsambulanz; Poliklinik; Klärungsstelle; ständiger Konsiliardienst

Besondere ambulante Behandlungsmöglichkeiten:	Psychoanalytisch begründete Psychotherapie / Familientherapie systemischer und analytischer Orientierung

Bezeichnung:	Kinder- und Jugendpsychiatrische und Psychotherapeutische Abteilung, Kinderkrankenhaus Wilhelmstift
Anschrift:	Liliencronstraße 130, 22149 Hamburg

Telefon:	(040) 67377 0
Telefon für Anmeldung:	(040) 67377 190
Telefax:	(040) 67377 164

Träger:	Bischöflicher Stuhl zu Osnabrück
Organisation:	Kinderkrankenhaus Wilhelmstift
Pflichtversorgung:	-

Stationärer Bereich:	Intensiv- und Regelbehandlung: 32 Plätze Keine Langzeitbehandlung
Schutz vor Selbst- und Fremdgefährdung:	Intensivbeaufsichtigung; fakultativ entweichungserschwerende Maßnahmen für 2 Plätze
Besondere stationäre Behandlungsmöglichkeiten:	Tiefenpsychologisch orientierte Psychotherapie / Familientherapie systemischer Orientierung / NLP
Unterrichtsbereich:	Eigener Unterrichtsbereich mit abgeordneten Lehrkräften
Teilstationärer Bereich:	Kein eigener Bereich
Ambulanter Bereich:	Institutsambulanz
Besondere ambulante Behandlungsmöglichkeiten:	Neben-, Vor- und Nachsorge, insbesondere Krisenintervention mit Kurzzeittherapie

Bezeichnung:	Klinik für Kinder- und Jugendpsychiatrie
	Rheinhöhe, Postfach
Anschrift:	Klosterstraße 4, 65334 Eltville

Telefon:	(06123) 602 360
Telefax:	(06123) 602 563

Träger:	Landeswohlfahrtsverband Hessen
Organisation:	Selbständig
Pflichtversorgung:	Großstädte Frankfurt a.M., Wiesbaden,
	Main-Taunus-Kreis, Rheingau-Taunus-Kreis

Stationärer Bereich:	Intensiv- und Regelbehandlung: 80 Plätze
	Keine Langzeitbehandlung

Schutz vor Selbst- und	Intensivbeaufsichtigung;
Fremdgefährdung:	fakultativ entweichungserschwerende Maß-
	nahmen für 10 Plätze (männl.), 6 (weibl.);
	Stationen bzw. Gruppen mit ständigen Vor-
	kehrungen für 3 Plätze (männl.), 3 (weibl.)

Besondere stationäre Be-	Verhaltenstherapie / Gesprächspsychotherapie /
handlungsmöglichkeiten:	Familientherapie / Körpertherapie /
	Ergotherapie / Spieltherapie /
	Bewegungstherapie / Logopädie /
	Therapeutisches Voltigieren /
	Autogenes Training / Kunsttherapie

Unterrichtsbereich:	Eigener Unterrichtsbereich mit abgeordneten
	Lehrkräften

Teilstationärer Bereich:	Kein eigener Bereich (in Planung)

Ambulanter Bereich:	Institutsambulanz; ständiger Konsiliardienst

→

Besondere ambulante Be-   Psychoanalytisch begründete Psychotherapie /
handlungsmöglichkeiten: Verhaltenstherapie / Gesprächspsychotherapie /
                            Gestalttherapie / Familientherapie /
                            Ergotherapie / Spieltherapie /
                            Bewegungstherapie / Logopädie /
                            Gruppentherapie / Therapeutisches Voltigieren /
                            Integrative Kinder- und Jugendpsychotherapie /
                            Autogenes Training / Angehörigengruppen

Besondere Merkmale der   Außenstelle der Klinik Rheinhöhe in Idstein
Einrichtung: ohne Möglichkeit der Intensivbeaufsichtigung:
                            Postfach 1268, 65502 Idstein/ Ts.,
                            Telefon: (06126) 2331
                            Institutsambulanz der Außenstelle Idstein:
                            Adresse wie vor, Telefon: (06126) 23321
                            Telefax: (06126) 23305

Bezeichnung:	Abteilung für Kinder- und Jugendpsychiatrie der Universität Frankfurt
Anschrift:	Deutschordenstraße 50, 60528 Frankfurt
Telefon für Anmeldung:	(069) 6301 - 5920
Telefax:	(069) 6301 - 5843
Träger:	Land Hessen
Organisation:	Universitätsklinikum Frankfurt
Pflichtversorgung:	-
Stationärer Bereich:	Intensiv- und Regelbehandlung: 21 Plätze Keine Langzeitbehandlung
Schutz vor Selbst- und Fremdgefährdung:	-
Besondere stationäre Behandlungsmöglichkeiten:	Psychoanalytisch begründete Psychotherapie / Individualpsychologische Therapie / Verhaltenstherapie / Gesprächspsychotherapie / Gestalttherapie / Familientherapie
Unterrichtsbereich:	Eigener Unterrichtsbereich mit abgeordneten Lehrkräften
Teilstationärer Bereich:	Tagesklinik mit 10 Plätzen; Vorschul- und Grundschulalter Schwerpunkte: Heilpädagogische Förderung; Psychotherapie
Ambulanter Bereich:	Institutsambulanz; ständiger Konsiliardienst
Besondere ambulante Behandlungsmöglichkeiten:	Psychoanalytisch begründete Psychotherapie / Individualpsychologische Therapie / Verhaltenstherapie / Gesprächspsychotherapie / Gestalttherapie / Familientherapie

Bezeichnung:	Klinik für Kinder- und Jugendpsychiatrie Rehberg
Anschrift:	Austraße 40, 35745 Herborn
Telefon:	(02772) 504 0, 504 212
Telefon für Anmeldung:	(02772) 504 290 (ambulant); 504 210 (Leitung)
Telefax:	(02772) 504 298

Träger: Landeswohlfahrtverband Hessen
Organisation: Selbständig
Pflichtversorgung: Lahn-Dill-Kreis, Stadt - und Landkreis Gießen, Wetteraukreis, Kreis Limburg-Weilburg, Hochtaunuskreis, Main-Kinzig-Kreis, Stadt Siegen, Landkreis Siegen-Wittengenstein (Nordrh.-Westf.)

Stationärer Bereich: Intensiv- und Regelbehandlung: 82 Plätze
Langzeitbehandlung: 6 Plätze

Schutz vor Selbst- und Fremdgefährdung: Intensivbeaufsichtigung; fakultativ entweichungserschwerende Maßnahmen für 8 Plätze

Besondere stationäre Behandlungsmöglichkeiten: Psychoanalytisch begründete Psychotherapie / Familientherapie tiefenpsychologisch - analytischer Orientierung / Dramatherapie / Beschäftigungstherapie / Rollenspielgruppen

Unterrichtsbereich: Eigener Unterrichtsbereich mit abgeordneten Lehrkräften

Teilstationärer Bereich: Tagesklinik mit 6 Plätzen; 4-8 Jahre
Schwerpunkte:
Entwicklungs- / heilpädagogische Förderung / Elternberatung / Familientherapie

Ambulanter Bereich: Institutsambulanz; Mobiler Dienst

Besondere ambulante Be-   Psychoanalytisch begründete Psychotherapie /
handlungsmöglichkeiten: Verhaltenstherapie / Familientherapie
tiefenpsychologisch-analytischer Orientierung

Besondere Merkmale der   Außenstelle der Institutsambulanz in Hanau,
Einrichtung: Jahnstraße 10 a, Hanau,Tel.: (06181) 14059;
mit Sprechstunden in Kinderklinik Gelnhausen,
Anmeldung in Hanau, Tel.: (06181) 14059.
Sprechstunden im Gesundheitsamt Wetzlar,
Philosophenweg 11, Wetzlar,
Tel.: (06441) 407419, Anmeldung in Wetzlar.
Sprechstunden im Gesundheitsamt Siegen,
Hauptmark 12, Siegen-Weidenau, Anmeldung in
Herborn.

Bezeichnung:	Landeswohlfahrtsverband Hessen
	Klinik für Kinder- und Jugendpsychiatrie
Anschrift:	Herkulesstraße 111, 34119 Kassel
Telefon:	(0561) 31006 - 0
Telefax:	(0561) 31006 - 66
Träger:	Landeswohlfahrtsverband Hessen
Organisation:	Selbständig
Pflichtversorgung:	Stadt Kassel, Landkreis Kassel,
	Werra-Meißner-Kreis,
	nördlicher Schwalm-Eder-Kreis,
	nördlicher Kreis Waldeck-Frankenberg
Stationärer Bereich:	Intensiv- und Regelbehandlung: 24 Plätze
	Keine Langzeitbehandlung
Schutz vor Selbst- und Fremdgefährdung:	Intensivbeaufsichtigung;
	fakultativ entweichungserschwerende Maß-
	nahmen für 5 Plätze
Besondere stationäre Behandlungsmöglichkeiten:	Psychoanalytisch begründete Psychotherapie /
	Individualpsychologische Therapie /
	Verhaltenstherapie / Gesprächspsychotherapie /
	Gestalttherapie /
	Familientherapie systemischer - / struktureller
	Orientierung / Psychodrama /
	Konzentrative Bewegungstherapie
Unterrichtsbereich:	Eigener Unterrichtsbereich mit ständig abgeord-
	neten Lehrkräften (Schule für Kranke)
Teilstationärer Bereich:	Tagesklinik mit 12 Plätzen; 4-14 Jahre
	Schwerpunkte: Psychotherapie /
	Familientherapie / Heilpädagogik /
	Psychomotorik / Ergotherapie

Ambulanter Bereich: Institutsambulanz mit Außensprechstunde
in Eschwege

Besondere ambulante Be- Psychoanalytisch begründete Psychotherapie /
handlungsmöglichkeiten: Verhaltenstherapie / Gesprächspsychotherapie /
Familientherapie systemischer - / struktureller
Orientierung /
psychomotorische Übungsbehandlungen

Bezeichnung:	Klinik und Poliklinik
	für Kinder- und Jugendpsychiatrie
	der Philipps-Universität Marburg
Anschrift:	Hans-Sachs-Straße 6, 35039 Marburg

Telefon:	(06421) 28 30 51
Telefon für Anmeldung:	(06421) 28 30 72
Telefax:	(06421) 28 56 67

Träger:	Land Hessen
Organisation:	Universitätsklinikum / Z. f. Nervenheilkunde
Pflichtversorgung:	Landkreis Marburg-Biedenkopf

Stationärer Bereich: Intensiv- und Regelbehandlung: 52 Plätze
Keine Langzeitbehandlung

Schutz vor Selbst- und Intensivbeaufsichtigung;
fakultativ entweichungserschwerende Maßnahmen für 40 Plätze;
Stationen bzw.Gruppen mit ständigen Vorkehrungen für 10 Plätze

Besondere stationäre Be- Psychoanalytisch begründete Psychotherapie /
handlungsmöglichkeiten: Verhaltenstherapie / Gesprächspsychotherapie /
Kindzentrierte Familientherapie /
Autogenes Training

Unterrichtsbereich: Eigener Unterrichtsbereich mit abgeordneten
Lehrkräften

Teilstationärer Bereich: Tagesklinik mit 12 Plätzen; 6-12 Jahre
Schwerpunkte: Einzel- / Spieltherapie /
Eltern- / Familientherapie /
Beschäftigungstherapie / Krankengymnastik

Ambulanter Bereich: Poliklinik; ständiger Konsiliardienst

Besondere ambulante Behandlungsmöglichkeiten:	Psychoanalytisch begründete Psychotherapie / Verhaltenstherapie / Gesprächspsychotherapie / Kindzentrierte Familientherapie / Autogenes Training
Rehabilitationsbereich:	Verein für Jugendfürsorge e.V. Gießen Schwerpunkte: Schizophrenie; Pychoneurosen; Psychosomatosen

Bezeichnung:	Klinik für Kinder- und Jugendpsychiatrie Lahnhöhe
Anschrift:	Cappeler Straße 98, 35039 Marburg
Telefon:	(06421) 404 341
Träger:	Landeswohlfahrtsverband Hessen
Organisation:	Selbständig
Pflichtversorgung:	Kreise: Hersfeld, Fulda, Waldeck-Frankenberg, Schwalm-Eder-Kreis, Vogelsbergkreis
Stationärer Bereich:	Intensiv- und Regelbehandlung: 50 Plätze Langzeitbehandlung: 12 Plätze
Schutz vor Selbst- und Fremdgefährdung:	Intensivbeaufsichtigung; fakultativ entweichungserschwerende Maßnahmen für 5 Plätze; Stationen bzw. Gruppen mit ständigen Vorkehrungen für 5 Plätze
Besondere stationäre Behandlungsmöglichkeiten:	Psychoanalytisch begründete Psychotherapie / Verhaltenstherapie / Gesprächspsychotherapie / Familientherapie systemischer Orientierung
Unterrichtsbereich:	Eigener Unterrichtsbereich mit abgeordneten Lehrkräften
Teilstationärer Bereich:	Kein eigener Bereich
Ambulanter Bereich:	Institutsambulanz; Klärungsstelle; ständiger Konsiliardienst
Besondere ambulante Behandlungsmöglichkeiten:	Psychoanalytisch begründete Psychotherapie / Verhaltenstherapie / Gesprächspsychotherapie / Familientherapie systemischer Orientierung

Bezeichnung:	Klinik für Kinder- und Jugendpsychiatrie " Hofheim "
Anschrift:	64560 Riedstadt
Telefon:	(06158) 183 333, 183 0
Telefax:	(06158) 183 233
Träger:	Landeswohlfahrtsverband Hessen
Organisation:	Selbständig
Pflichtversorgung:	Stadt und Landkreis Offenbach, Stadt Darmstadt, Landkreis Darmstadt / Dieburg, Kreise: Groß-Gerau und Bergstraße, Odenwaldkreis
Stationärer Bereich:	Intensiv- und Regelbehandlung: 70 Plätze Langzeitbehandlung: 7 Plätze
Schutz vor Selbst- und Fremdgefährdung:	Intensivbeaufsichtigung; fakultativ entweichungserschwerende Maßnahmen für 7 Plätze
Besondere stationäre Behandlungsmöglichkeiten:	Individualpsychologische Therapie / Verhaltenstherapie / Gesprächspsychotherapie / Familientherapie systemischer Orientierung
Unterrichtsbereich:	Eigener Unterrichtsbereich mit ständig abgeordneten Lehrkräften
Teilstationärer Bereich:	Kein eigener Bereich
Ambulanter Bereich:	Institutsambulanz Riedstadt und ambulante Außenstelle in Heppenheim; ständiger Konsiliardienst
Besondere ambulante Behandlungsmöglichkeiten:	Individualpsychologische Therapie / Verhaltenstherapie / Gesprächspsychotherapie / Familientherapie systemischer Orientierung

Bezeichnung:	Fachbereich Kinder- und Jugendpsychiatrie der Universitätsklinik und Poliklinik für Psychiatrie und Psychotherapie an der Ernst-Moritz-Arndt-Universität Greifswald
Anschrift:	Ellernholzstraße 1-2, 17487 Greifswald
Telefon:	(03834) 750
Träger:	Land Mecklenburg-Vorpommern
Organisation:	Universitätsklinikum
Pflichtversorgung:	-
Stationärer Bereich:	Intensiv- und Regelbehandlung: 15 Plätze Keine Langzeitbehandlung
Schutz vor Selbst- und Fremdgefährdung:	-
Besondere Behandlungs-möglichkeiten:	Verhaltenstherapie / Gesprächspsychotherapie / Familientherapie
Unterrichtsbereich:	Eigener Unterrichtsbereich mit eigener Lehrkraft
Teilstationärer Bereich:	Kein eigener Bereich
Ambulanter Bereich:	Poliklinik
Besondere ambulante Be-handlungsmöglichkeiten:	Verhaltenstherapie / Gesprächspsychotherapie

Bezeichnung: Abteilung für Psychiatrie und Neurologie
des Kindes- und Jugendalters

Anschrift: Gehlsheimerstraße 20, 18147 Rostock

Telefon: (036031) 224

Telefax: (036031) 396 1247

Träger: Mecklenburg-Vorpommern

Organisation: Universität Rostock

Pflichtversorgung: -

Stationärer Bereich: Intensiv- und Regelbehandlung: 30 Plätze
Keine Langzeitbehandlung

Schutz vor Selbst- und   Intensivbeaufsichtigung

Besondere stationäre Be-   Verhaltenstherapie / Gesprächspsychotherapie /
handlungsmöglichkeiten: Familientherapie / Musiktherapie (rhythmisch-
motorisch)

Unterrichtsbereich: Eigenständige Schule für Lernbehinderte

Teilstationärer Bereich: Kein eigener Bereich

Ambulanter Bereich: Poliklinik

Besondere ambulante Be-   Verhaltenstherapie / Gesprächspsychotherapie /
handlungsmöglichkeiten: Familientherapie / Musiktherapie (rhythmisch-
motorisch)

Besondere Merkmale der   Keine Behandlung von manifesten Drogen- und
Einrichtung: Alkoholabhängigkeiten und schweren Verwahr-
losungsentwicklungen

Bezeichnung: Nervenklinik Schwerin,
                         Klinik für Kinder- und Jugendneuropsychiatrie
Anschrift: Wismarsche Straße 393-395, 19055 Schwerin

Telefon: (0385) 520 3214

Träger: Stadt Schwerin
Organisation: Nervenklinik Schwerin
Pflichtversorgung: -

Stationärer Bereich: Intensiv- und Regelbehandlung: 40 Plätze
                         Keine Langzeitbehandlung

Schutz vor Selbst- und Intensivbeaufsichtigung
Fremdgefährdung:

Besondere stationäre Be- Psychoanalytisch begründete Psychotherapie /
handlungsmöglichkeiten: Gesprächspsychotherapie / Gestalttherapie /
                           Familientherapie / Musiktherapie

Unterrichtsbereich: Eigener Unterrichtsbereich mit ständig abgeord-
                         neten Lehrkräften

Teilstationärer Bereich: Kein eigener Bereich

Ambulanter Bereich: Institutsambulanz

Besondere ambulante Be- Psychoanalytisch begründete Psychotherapie /
handlungsmöglichkeiten: Gesprächspsychotherapie / Gestalttherapie /
                           Familientherapie / Ansfallsambulanz

Bezeichnung:	Klinik für Kinder- und Jugendneuropsychiatrie
Anschrift:	Rostocker Chaussee 50, 18437 Stralsund

Telefon: (03831) 498281

Träger:	GmbH
Organisation:	Klinikum der Hansestadt Stralsund GmbH
Pflichtversorgung:	Hansestadt Stralsund, Nordvorpommern, Rügen

Stationärer Bereich: Intensiv- und Regelbehandlung: 36 Plätze
Keine Langzeitbehandlung

Schutz vor Selbst- und   Intensivbeaufsichtigung

Besondere stationäre Be-   Individualpsychologische Therapie /
handlungsmöglichkeiten: Verhaltenstherapie / Gesprächspsychotherapie /
Spiel- und Beschäftigungstherapie /
Ergotherapie / Musiktherapie

Unterrichtsbereich: Eigener Unterrichtsbereich mit ständig abgeordneten Lehrkräften

Teilstationärer Bereich: Tagesklinik mit 6 Plätzen

Ambulanter Bereich: Institutsambulanz; ständiger Konsiliardienst

Besondere ambulante Be-   Gesprächspsychotherapie /
handlungsmöglichkeiten: Spiel- und Beschäftigungstherapie

Bezeichnung:	Christophorus-Krankenhaus,
	Fachklink für Neurologie und Psychiatrie
	Abteilung für Kinder- und Jugendpsychiatrie
Anschrift:	Ravensteinstraße 23, 17373 Ueckermünde
Hausanschrift:	Christophorus-Krankenhaus, Abt. 41480
	Postfach 1154
	17368 Ueckermünde

Telefon:	(039771) 41 0
Telefax:	(039771) 3508

Träger:	Christophorus Krankenhaus GmbH
Organisation:	Christophorus Krankenhaus GmbH
Pflichtversorgung:	Östlicher Teil (Mecklenburg-Vorpommern)

Stationärer Bereich:	Intensiv- und Regelbehandlung: 32 Plätze
	Keine Langzeitbehandlung

Schutz vor Selbst- und Fremdgefährdung:	-

Besondere stationäre Behandlungsmöglichkeiten:	Psychotherapie / Familientherapie systemischer Orientierung

Unterrichtsbereich:	Eigener Unterrichtsbereich mit abgeordneten Lehrkräften

Teilstationärer Bereich:	Kein eigener Bereich

Ambulanter Bereich:	Institutsambulanz

Besondere ambulante Behandlungsmöglichkeiten:	Gesprächspsychotherapie

Bezeichnung:	Klinik für Kinder- und Jugendpsychiatrie
Anschrift:	Alte Oldenburger Landstraße, 27777 Ganderkesee
Telefon:	(04221) 852 267, 852 268
Träger:	Ev.luth. Wichernstift
Organisation:	Ev.luth. Wichernstift
Pflichtversorgung:	-
Stationärer Bereich:	Intensiv- und Regelbehandlung: 60 Plätze Keine Langzeitbehandlung
Schutz vor Selbst- und Fremdgefährdung:	Intensivbeaufsichtigung
Besondere stationäre Behandlungsmöglichkeiten:	Psychoanalytisch begründete Psychotherapie / Familientherapie / Psychodrama
Unterrichtsbereich:	Eigener Unterrichtsbereich mit ständig abgeordneten Lehrkräften
Teilstationärer Bereich:	Kein eigener Bereich
Ambulanter Bereich:	Klärungsstelle; Ermächtigung
Besondere ambulante Behandlungsmöglichkeiten:	Psychoanalytisch begründete Psychotherapie / Familientherapie / Psychodrama

Bezeichnung:	Abteilung für Kinder- und Jugendpsychiatrie der Georg-August-Universität
Anschrift:	von-Siebold-Straße 5, 37075 Göttingen

Telefon:	(0551) 39 67 27, 39 66 10
Telefon für Anmeldung:	(0551) 39 66 47 (Poliklinik)
Telefax:	(0551) 39 81 20

Träger:	Land Niedersachsen
Organisation:	Klinikum der Georg-August-Universität
Pflichtversorgung:	-

Stationärer Bereich: Intensiv- und Regelbehandlung: 18 Plätze
Keine Langzeitbehandlung

Schutz vor Selbst- und Fremdgefährdung: Intensivbeaufsichtigung

Besondere stationäre Behandlungsmöglichkeiten: Psychoanalytisch begründete Psychotherapie / Verhaltenstherapie / Gesprächspsychotherapie / Gestalttherapie / Familientherapie integrativer und systemischer Orientierung

Unterrichtsbereich: Eigener Unterrichtsbereich mit ständig abgeordneten Lehrkräften

Teilstationärer Bereich: Kein eigener Bereich

Ambulanter Bereich: Poliklinik; Kontakt- und Beratungsstelle für junge Menschen;
Klärungsstelle; ständiger Konsiliardienst

Besondere ambulante Behandlungsmöglichkeiten: Psychoanalytisch begründete Psychotherapie / Verhaltenstherapie / Gesprächspsychotherapie / Gestalttherapie / Familientherapie integrativer und systemischer Orientierung

Besondere Merkmale der Einrichtung: Verhältnis ambulante Neuzugänge : stationäre Neuzugänge etwa 10 : 1

Bezeichnung:	Abteilung für Kinder- und Jugendpsychiatrie am Kinderkrankenhaus auf der Bult
Anschrift:	Janusz-Korczak Allee10, 30173 Hannover

Telefon:	(0511) 8115 541, 8115 520, 8115 0
Telefon für Anmeldung:	(0511) 8115 541

Träger:	Stiftung Hannoversche Kinderheilanstalt
Organisation:	Kinderkrankenhaus auf der Bult
Pflichtversorgung:	-

Stationärer Bereich: Intensiv- und Regelbehandlung: 48 Plätze
Keine Langzeitbehandlung

Schutz vor Selbst- und Fremdgefährdung: Intensivbeaufsichtigung

Besondere stationäre Behandlungsmöglichkeiten: Psychoanalytisch begründete Psychotherapie / Familientherapie (Weinheimer Modell) und Mehrgenerationen-Familientherapie (Göttinger Modell)

Unterrichtsbereich: Ständig vollzeitabgeordnete Lehrkräfte

Teilstationärer Bereich: Kein eigener Bereich

Ambulanter Bereich: Klärungsstelle; ständiger Konsiliardienst; Ermächtigung

Besondere ambulante Behandlungsmöglichkeiten: Psychoanalytisch begründete Psychotherapie / Verhaltenstherapie / Familientherapie (Weinheimer Modell) und Mehrgenerationen-Familientherapie (Göttinger Modell)

Anschluß-/ Übergangsbereich: Heilpädagogisches Kinderheim "Goldene Sonne" in Rehburg mit 20 Plätzen; 6-13 Jahre; Stiftung Hannoversche Kinderheilanstalt Schwerpunkt: Heilpädagogik

Bezeichnung:	Niedersächsische Fachklinik für Kinder- und Jugendpsychiatrie
Anschrift:	Goslarsche Landstraße 60, 31135 Hildesheim
Telefon:	(05121) 103 1
Telefax:	(05121) 103 334
Träger:	Land Niedersachsen
Pflichtversorgung:	Landkreise: Hildesheim, Hameln, Holzminden
Stationärer Bereich:	Intensiv- und Regelbehandlung: 74 Plätze Langzeitbehandlung: 10 Plätze * zur Behandlung von geistig und mehrfach Behinderten
Schutz vor Selbst- und Fremdgefährdung:	Stationen bzw. Gruppen mit ständigen Vorkehrungen für 30 Plätze
Besondere stationäre Behandlungsmöglichkeiten:	Psychoanalytisch begründete Psychotherapie / Verhaltenstherapie / Familientherapie / Kunsttherapie / Musiktherapie
Unterrichtsbereich:	Eigener Unterrichtsbereich mit ständig vollzeitabgeordneten Lehrkräften
Teilstationärer Bereich:	Tagesklinik mit - 6 Plätzen; 6-10 Jahre - 6 Plätzen; 10-14 Jahre
Ambulanter Bereich:	Institutsambulanz; Klärungsstelle; ständiger Konsiliardienst
Besondere ambulante Behandlungsmöglichkeiten:	Psychoanalytisch begründete Psychotherapie / Verhaltenstherapie / Familientherapie
Besondere Merkmale der Einrichtung:	Soweit freie Plätze: Überregionale Unterbringung von besonders schutzbedürftigen Jugendlichen.

Bezeichnung:

Albert-Schweitzer-Therapeutikum
(Psychotherapeutische Fachklinik
für Kinder und Jugendliche)

Anschrift:

Pipping 5, 37603 Holzminden

Telefon: (05531) 93 11 - 0   (ambulant)
Telefon: (05531) 93 11 - 20 (stationär / Kinder)
Telefon: (05531) 93 11 - 30 (stationär / Jugendliche)
Telefax: (05531) 93 11 - 11

Träger: Albert-Schweitzer Familienwerk e.V. Uslar
Organisation: Albert-Schweitzer Familienwerk e.V. Uslar
Pflichtversorgung: -

Stationärer Bereich:

Intensiv- und Regelbehandlung: 21 Plätze
Keine Langzeitbehandlung

*Schutz vor Selbst- und
Fremdgefährdung:*

Intensivbeaufsichtigung

*Besondere stationäre Be-
handlungsmöglichkeiten:*

Verhaltenstherapie / Gesprächspsychotherapie /
Familientherapie / Mototherapie /
Musiktherapie / Ergotherapie

Unterrichtsbereich:

Ständig vollzeitabgeordnete Lehrkräfte

Teilstationärer Bereich:

Kein eigener Bereich

Ambulanter Bereich:

Klärungsstelle; ständiger Konsiliardienst;
Ermächtigung

*Besondere ambulante Be-
handlungsmöglichkeiten:*

Psychoanalytisch begründete Psychotherapie /
Verhaltenstherapie / Gesprächspsychotherapie /
Familientherapie / Mototherapie /
Musiktherapie / Spieltherapie

*Besondere Merkmale der
Einrichtung:*

Heilpädagogische Wohngruppe als
Nachsorgeeinrichtung

Bezeichnung:	Klinik für Kinder- und Jugendpsychiatrie am Niedersächsischen Landeskrankenhaus Königslutter
Anschrift:	Vor dem Kaiserdom 10, 38154 Königslutter
Telefon:	(05353) 50 21
Telefax:	(05353) 43 95
Träger:	Land Niedersachsen
Organisation:	Niedersächsisches Landeskrankenhaus Königslutter
Pflichtversorgung:	-
Stationärer Bereich:	Intensiv- und Regelbehandlung: 40 Plätze Keine Langzeitbehandlung
Schutz vor Selbst- und Fremdgefährdung:	Intensivbeaufsichtigung; Stationen mit ständigen Vorkehrungen (Kooperation mit der Erwachsenenpsychiatrie)
Besondere stationäre Behandlungsmöglichkeiten:	Verhaltenstherapie / Gesprächspsychotherapie / Gestalttherapie / Familientherapie / Reittherapie / Psychomotorik
Unterrichtsbereich:	Eigener Unterrichtsbereich mit abgeordneten Lehrkräften (Klinikschule)
Teilstationärer Bereich:	Kein eigener Bereich
Ambulanter Bereich:	Klärungsstelle; Ermächtigung
Besondere Merkmale der Einrichtung:	In der Jugendlichenstation auch Aufnahme junger Erwachsener (bis 25. Lebensjahr)

Bezeichnung:	Niedersächsische Fachklinik für
	Kinder- und Jugendpsychiatrie Lüneburg
Anschrift:	Am Wienebütteler Weg 1, 21339 Lüneburg
Telefon:	(04131) 29 204
Telefax:	(04131) 29 299
Träger:	Land Niedersachsen
Pflichtversorgung:	Nordostniedersachsen
Stationärer Bereich:	Intensiv- und Regelbehandlung: 40 Plätze
	Keine Langzeitbehandlung
Schutz vor Selbst- und	Intensivbeaufsichtigung;
Fremdgefährdung:	Station mit ständigen Vorkehrungen
	für 8 Plätze
Besondere stationäre Be-	Verhaltenstherapie / Gesprächspsychotherapie /
handlungsmöglichkeiten:	Familientherapie
Unterrichtsbereich:	Eigener Unterrichtsbereich mit ständig abgeord-
	neten Lehrkräften
Teilstationärer Bereich:	Kein eigener Bereich
Ambulanter Bereich:	Institutsambulanz; Klärungsstelle
Besondere ambulante Be-	Verhaltenstherapie / Gesprächspsychotherapie /
handlungsmöglichkeiten:	Familientherapie

Bezeichnung:	Clemens-August-Jugendklinik
	Fachkrankenhaus
	für Kinder- und Jugendpsychiatrie
	- Psychotherapie -
Anschrift:	Bergstraße, 29643 Neuenkirchen
Telefon:	(05493) 504 300; 504 303, 504 0
Telefax:	(05493) 504 123
Träger:	Stiftung Clemens-August
Organisation:	Clemens-August-Kliniken
Pflichtversorgung:	-
Stationärer Bereich:	Intensiv- und Regelbehandlung: 67 Plätze
	Keine Langzeitbehandlung
Schutz vor Selbst- und Fremdgefährdung:	Intensivbeaufsichtigung
Besondere stationäre Behandlungsmöglichkeiten:	Psychoanalytisch begründete Psychotherapie / Individualpsychologische Therapie / Gesprächspsychotherapie
Unterrichtsbereich:	Ständig abgeordnete Lehrkräfte
Teilstationärer Bereich:	Kein eigener Bereich
Ambulanter Bereich:	Klärungsstelle; Ermächtigung
Besondere ambulante Behandlungsmöglichkeiten:	Psychoanalytisch begründete Psychotherapie / Gesprächspsychotherapie

Bezeichnung:	Abteilung für Kinder- und Jugendpsychiatrie der Städtischen Kinderklinik
Anschrift:	Cloppenburger Straße 363, 26133 Oldenburg

Telefon für Anmeldung:	(0441) 403 2039
Telefax:	(0441) 403 2031

Träger:	Stadt Oldenburg
Organisation:	Städtische Kinderklinik Oldenburg
Pflichtversorgung:	-

Stationärer Bereich: Intensiv- und Regelbehandlung: 12 Plätze
Keine Langzeitbehandlung

Schutz vor Selbst- und Fremdgefährdung: -

Besondere stationäre Behandlungsmöglichkeiten: Verhaltenstherapie / Gesprächspsychotherapie / Strukturelle Familientherapie / Psychodrama / Musiktherapie / Themenzentrierte Elterngruppe

Unterrichtsbereich: Ständig abgeordnete Lehrkräfte

Teilstationärer Bereich: Kein eigener Bereich

Ambulanter Bereich: Ständiger Konsiliardienst; Ermächtigung

Bezeichnung:	Abteilung für Kinder- und Jugendpsychiatrie Psychotherapie / Neuropsychologie
Anschrift:	Iburger Straße 187, 49082 Osnabrück

Telefon:	(0541) 5602 0
Telefon für Anmeldung:	(0541) 5602 167
Telefax:	(0541) 5602 110

Träger:	Kinderhospital e.V.; Diakonisches Werk
Organisation:	Kinderhospital Osnabrück
Pflichtversorgung:	Stadt und Landkreis Osnabrück

Stationärer Bereich:	Intensiv- und Regelbehandlung: 32 Plätze Keine Langzeitbehandlung

Schutz vor Selbst- und Fremdgefährdung:	Intensivbeaufsichtigung; fakultativ entweichungserschwerende Maßnahmen für 4 Plätze

Besondere stationäre Behandlungsmöglichkeiten:	Psychoanalytisch begründete Psychotherapie / Verhaltenstherapie / Familientherapie

Unterrichtsbereich:	Eigener Unterrichtsbereich mit ständig abgeordneten Lehrkräften

Teilstationärer Bereich:	Kein eigener Bereich

Ambulanter Bereich:	Klärungsstelle; Konsiliardienst; Ermächtigung

Besondere ambulante Behandlungsmöglichkeiten:	Umfassendes kinder- und jugendpsychiatrisches, psychotherapeutisches, lerntherapeutisches, heilpädagogisches Angebot

Bezeichnung:	Tiefenbrunn-Krankenhaus für Psychotherapie und psychosomatische Medizin des Landes Niedersachsen Funktionsbereich Klinische Psychotherapie von Kindern und Jugendlichen
Anschrift:	37124 Rosdorf
Telefon:	(0551) 78081 5
Träger:	Land Niedersachsen
Organisation:	Tiefenbrunn-Krankenhaus für Psychotherapie und psychosomatische Medizin des Landes Niedersachsen
Pflichtversorgung:	-
Stationärer Bereich:	Insgesamt 38 Plätze; keine festgelegten Plätze; Behandlungsdauer nach Bedarf
Schutz vor Selbst- und Fremdgefährdung:	Intensivbeaufsichtigung in Einzelfällen
Besondere stationäre Behandlungsmöglichkeiten:	Psychoanalytisch begründete Psychotherapie / Familientherapie psychoanalytischer-systemischer Orientierung / Soziotherapie / Gruppentherapie / Gestaltungstherapie / Körpertherapie
Unterrichtsbereich:	Ständig abgeordnete Lehrkräfte
Teilstationärer Bereich:	Kein eigener Bereich
Ambulanter Bereich:	Ermächtigung
Besondere Merkmale der Einrichtung:	Stationäre Psychotherapie im Kindes- und Jugendalter

Bezeichnung:	Kinder- und Jugendpsychiatrische Klinik am Niedersächsischen Landeskrankenhaus Wunstorf
Anschrift:	Südstraße 25, 31515 Wunstorf
Telefon:	(05031) 172 - 1
Telefon für Anmeldung:	(05031) 172 - 661, 172 - 662, 172 663
Telefax:	(05031) 172 - 207
Träger:	Land Niedersachsen
Organisation:	Niedersächsisches Landeskrankenhaus Wunstorf
Pflichtversorgung:	-
Stationärer Bereich:	Intensiv- und Regelbehandlung: 25 Plätze Keine Langzeitbehandlung
Schutz vor Selbst- und Fremdgefährdung:	In Kooperation mit der Erwachsenenpsychiatrie
Besondere stationäre Behandlungsmöglichkeiten:	Tiefenpsychologisch fundierte Psychotherapie / Kognitive Verhaltenstherapie / Systemische Familientherapie / Psychodrama
Unterrichtsbereich:	Ständig abgeordnete Lehrkräfte
Teilstationärer Bereich:	Kein eigener Bereich
Ambulanter Bereich:	Klärungsstelle; Ermächtigung

Bezeichnung:	Klinik für Kinder- und Jugendpsychiatrie am Marienhospital
Anschrift:	Hauptkanal rechts 75, 26871 Papenburg
Telefon:	(04961) 93 - 13 90
Telefax:	(04961) 93 - 11 11
Träger:	Stiftung Marienhospital
Organisation:	Marienhospital
Pflichtversorgung:	-
Stationärer Bereich:	Intensiv- und Regelbehandlung: 16 Plätze * (seit 01.08.1994) Keine Langzeitbehandlung
Schutz vor Selbst- und Fremdgefährdung:	Intensivbeaufsichtigung
Besondere stationäre Behandlungsmöglichkeiten:	Systemische Familientherapie / Analytische Gruppentherapie / Kunsttherapie
Unterrichtsbereich:	Teilzeitabgeordnete Lehrkräfte
Teilstationärer Bereich:	Kein eigener Bereich
Ambulanter Bereich:	Klärungsstelle; Ermächtigung
Besondere ambulante Behandlungsmöglichkeiten:	Systemische Familientherapie / Analytische Gruppentherapie

Bezeichnung:	Abteilung für Kinder- und Jugendpsychiatrie am Reinhard-Nieter-Krankenhaus
Anschrift:	Friedrich-Paffrath-Straße 110, 26389 Wilhelmshaven
Telefon:	(04121) 9889 - 0
Träger:	Stadt Wilhelmshaven
Organisation:	Reinhard-Nieter-Krankenhaus
Pflichtversorgung:	-
Stationärer Bereich:	Kein eigener Bereich
Unterrichtsbereich:	Teilzeitabgeordnete Lehrkräfte
Teilstationärer Bereich:	Kein eigener Bereich
Ambulanter Bereich:	Klärungsstelle; ständiger Konsiliardienst; Ermächtigung
Besondere ambulante Behandlungsmöglichkeiten:	Familientherapie

Bezeichnung:	Rheinische Landesklinik,
	Abteilung für Kinder- und Jugendpsychiatrie
Anschrift:	Schmelenheide 1, 47551 Bedburg-Hau

Telefon:	(02821) 81 - 0
Telefon für Anmeldung:	(02821) 81 - 3401
Telefax:	(02821) 81 - 3498

Träger:	Landschaftsverband Rheinland
Organisation:	Rheinische Landesklinik Bedburg-Hau
Pflichtversorgung:	Kreis Kleve und Wesel

Stationärer Bereich: Intensiv- und Regelbehandlung: 30 Plätze *
Keine Langzeitbehandlung

Schutz vor Selbst- und Fremdgefährdung: Intensivbeaufsichtigung;
Stationen bzw. Gruppen mit ständigen Vorkehrungen für 10 Plätze

Besondere Behandlungsmöglichkeiten: Verhaltenstherapie / Gesprächspsychotherapie /
Familientherapie systemischer Orientierung /
tiefenpsychologisch fundierte Spieltherapie

Unterrichtsbereich: Eigener Unterrichtsbereich mit ständig abgeordneten Lehrkräften

Teilstationärer Bereich: Tagesklinik mit 10 Plätzen

Ambulanter Bereich: Institutsambulanz

Besondere ambulante Behandlungsmöglichkeiten: Familientherapie systemischer Orientierung /
Physiotherapie

Besondere Merkmale der Einrichtung: Entgiftungs-/ Entzugsbehandlung auf Anfrage

Bezeichnung:	Klinik für Kinder- und Jugendpsychiatrie / Psychotherapie
	St. Josef-Hospital Bochum-Linden
Anschrift:	Axtstraße 33 a, 44879 Bochum
Telefon:	(0234) 481 360
Telefax:	(0234) 481 624
Träger:	Katholische Kirchengemeinde
Organisation:	St. Josef-Hospital Bochum-Linden
Pflichtversorgung:	Stadt Bochum
Stationärer Bereich:	Intensiv- und Regelbehandlung: 32 Plätze
	Langzeitbehandlung: 5 Plätze
Schutz vor Selbst- und Fremdgefährdung:	Intensivbeaufsichtigung; Stationen bzw. Gruppen mit ständigen Vorkehrungen
Besondere stationäre Behandlungsmöglichkeiten:	Psychoanalytisch begründete Psychotherapie / Verhaltenstherapie / Gesprächspsychotherapie / Gestalttherapie / Familientherapie analytischer Orientierung / Psychodrama
Unterrichtsbereich:	Eigener Unterrichtsbereich mit abgeordneten Lehrkräften
Teilstationärer Bereich:	Tagesklinik mit 18 Plätzen; 4-10 Jahre Schwerpunkte: Psychotherapie / Beschäftigungstherapie / Werktherapie / Bewegungstherapie / Mal- / Musiktherapie
Ambulanter Bereich:	Ermächtigung

Bezeichnung:	Rheinische Landesklinik Bonn -
	Abteilung für Kinder- und Jugendpsychiatrie
Anschrift:	Kaiser-Karl-Ring 20, 53111 Bonn

Telefon:	(0228) 551 - 1, 551 2586 / 87
Telefon für Anmeldung:	(0228) 551 - 2850
Telefax:	(0228) 551 - 2464

Träger:	Landschaftsverband Rheinland
Organisation:	Rheinische Landesklinik Bonn
Pflichtversorgung:	Bonn, Rhein-Sieg-Kreis, Kreis Euskirchen,
	Rheinisch-Bergischer Kreis, Oberbergischer
	Kreis, Teile von Köln und Erftkreis

Stationärer Bereich:	Intensiv- und Regelbehandlung: 40 Plätze
	Keine Langzeitbehandlung

Schutz vor Selbst- und Fremdgefährdung:	Intensivbeaufsichtigung

Besondere stationäre Behandlungsmöglichkeiten:	Psychoanalytisch begründete Psychotherapie / Individualpsychologische Therapie / Verhaltenstherapie / Gesprächspsychotherapie / Gestalttherapie / Familientherapie systemischer Orientierung / Körperorientiertes psychotherapeutisches Angebot / Kunst-, Musik-, Tanztherapie

Unterrichtsbereich:	Eigener Unterrichtsbereich mit abgeordneten Lehrkräften

Teilstationärer Bereich:	Tagesklinik mit 18 Plätzen

Ambulanter Bereich:	Institutsambulanz; Kläungsstelle; ständiger Konsiliardienst

→

Besondere ambulante Be- | Psychoanalytisch begründete Psychotherapie /
handlungsmöglichkeiten: | Individualpsychologische Therapie /
Verhaltenstherapie / Gesprächspsychotherapie /
Gestalttherapie / Familientherapie systemischer
Orientierung / Körperorientiertes psycho-
therapeutisches Angebot / Kunst-, Musik-,
Tanztherapie

Besondere Merkmale der | Nur Kleingruppen bis 6 Plätze
Einrichtung:

Bezeichnung:	Abteilung für Psychiatrie
	im Kindes- und Jugendlichenalter
	der Vestischen Kinderklinik
Anschrift:	Lloydstraße 5, 45711 Datteln

Telefon: (02363) 607 470

Träger:	Caritas
Organisation:	Vestische Kinderklinik
Pflichtversorgung:	Ostvest (Kreis Recklinghausen)

Stationärer Bereich:	Intensiv- und Regelbehandlung: 50 Plätze *
	Keine Langzeitbehandlung

Schutz vor Selbst- und	Intensivbeaufsichtigung;
und Fremdgefährdung:	fakultativ entweichungserschwerende Maß-
	nahmen für 25 Plätze

Besondere stationäre Be-	Individualpsychologische Therapie /
handlungsmöglichkeiten:	Verhaltenstherapie / Gestalttherapie /
	Familientherapie unterschiedlich orientiert;
	überwiegend Systemische Familientherapie /
	Motopädie / Musiktherapie

Unterrichtsbereich:	Eigener Unterrichtsbereich mit ständig abgeord-
	neten Lehrkräften (Krankenhausschule)

Teilstationärer Bereich: Tagesklinik mit 10 Plätzen; 6-16 Jahre

Ambulanter Bereich:	Institutsambulanz; Klärungsstelle; ständiger
	Konsiliardienst

Besondere ambulante Be-	Individualpsychologische Therapie /
handlungsmöglichkeiten:	Verhaltenstherapie / Gestalttherapie /
	Familientherapie unterschiedlich orientiert;
	überwiegend Systemische Familientherapie /
	Motopädie / Musiktherapie

121

Bezeichnung: Kinder- und Jugendpsychiatrische Klinik
           des Klinikums Lippe-Detmold GmbH
Anschrift: Hofstraße 8, 32756 Detmold

Telefon: (05231) 72 45 - 31

Träger: Kreis Lippe
Organisation: Klinikum Lippe-Detmold
Pflichtversorgung: -

Stationärer Bereich: Intensiv- und RegelbehandlunOg: 24 Plätze;
           4-25 Jahre
           Keine Langzeitbehandlung

Schutz vor Selbst- und Intensivbeaufsichtigung
Fremdgefährdung:

Besondere stationäre Be- Psychoanalytisch begründete Psychotherapie
handlungsmöglichkeiten: einzeln und in Gruppe /
           Familientherapie systemischer Orientierung /
           Spieltherapie / Musik-, / Kunsttherapie /
           Bewegungstherapie / therapeutisches Reiten

Unterrichtsbereich: Eigener Unterrichtsbereich mit abgeordneten
           Lehrkräften

Teilstationärer Bereich: Tagesklinik mit 6 Plätzen; 4-13 Jahre
           Schwerpunkte: Familientherapie /
           Einzel- und Gruppentherapie ; Familienseminare

Ambulanter Bereich: Klärungsstelle; ständiger Konsiliardienst

Besondere Merkmale der Institutionalisierte Zusammenarbeit mit den
Einrichtung: Schulen des Kreises (Arbeitsgemeinschaft
           Arzt-Lehrer);
           extern durchgeführte Familienseminare (Tages-
           klinik) für 3-4 Tage / 3x jährlich

Bezeichnung:	Elisabeth-Klinik
	Klinik für Kinder- und Jugendpsychiatrie -
	Psychotherapie
Anschrift:	Schwerter Straße 240, 44287 Dortmund

Telefon:	(0231) 44 10 94, 44 10 96
Telefax:	(0231) 44 10 59

Träger:	Gemeinnützige Krankenhausbetriebs GmbH /
	Deutscher Paritätischer Wohlfahrtsverband
Organisation:	Selbständig
Pflichtversorgung:	-

Stationärer Bereich:	Intensiv- und Regelbehandlung: 35 Plätze
	Keine Langzeitbehandlung

Schutz vor Selbst- und	Intensivbeaufsichtigung;
Fremdgefährdung:	fakultativ entweichungserschwerende Maß-
	nahmen für 4 Plätze

Besondere stationäre Be-	Psychoanalytisch begründete Psychotherapie /
handlungsmöglichkeiten:	Gesprächspsychotherapie / Gestalttherapie /
	Familientherapie analytisch, strukturell, wachs-
	tumsorientiert

Unterrichtsbereich:	Eigener Unterrichtsbereich mit ständig abgeord-
	neten Lehrkräften

Teilstationärer Bereich:	Tagesklinik mit 9 Plätzen; 9-16 Jahre
	Schwerpunkte:
	Persönlichkeitsfehlentwicklungen;
	Schulleistungsproblematiken;
	Teilleistungsstörungen

Ambulanter Bereich:	Klärungsstelle; ständiger Konsiliardienst;
	Ermächtigung

→

Besondere ambulante Be- Psychoanalytisch begründete Psychotherapie /
handlungsmöglichkeiten: Gestalttherapie /
Familientherapie analytisch, strukturell,
wachstumsorientiert

Besondere Merkmale der Mittelfristige Behandlung schwerer Persönlich-
Einrichtung: keitsfehlentwicklungen

Bezeichnung:	Abteilung für Kinder- und Jugendpsychiatrie der Rheinischen Landes- und Hochschulklinik Düsseldorf
Anschrift:	Bergische Landstraße 2, 40629 Düsseldorf
Telefon:	(0211) 922 4501
Träger:	Landschaftsverband Rheinland
Organisation:	Rheinische Landes- und Hochschulklinik Düsseldorf
Pflichtversorgung:	Düsseldorf, Kreis Mettmann, Wuppertal, Solingen, Remscheid
Stationärer Bereich:	Intensiv- und Regelbehandlung: 24 Plätze Langzeitbehandlung: 8 Plätze
Schutz vor Selbst- und Fremdgefährdung:	Intensivbeaufsichtigung; fakultativ entweichungserschwerende Maßnahmen bis zu 32 Plätzen
Besondere stationäre Behandlungsmöglichkeiten:	Psychoanalytisch orientierte Psychotherapie / Tiefenpsychologisch fundierte Psychotherapie / Verhaltenstherapie / Gesprächspsychotherapie / Gestalttherapie / Systemische Familientherapie / Sozio-, / Arbeitstherapie / Kreativtherapie / Spieltherapie
Unterrichtsbereich:	Kliniksinterne städtische Schule (Abteilung einer Schule für Erziehungshilfe)
Teilstationärer Bereich:	Tagesklinik mit 8 Plätzen; Kinder / Jugendliche Schwerpunkt: Psychotherapie
Ambulanter Bereich:	Kein eigener Bereich
Besondere Merkmale der Einrichtung:	Halboffene stationäre Behandlung mit Möglichkeiten der Krisenintervention und mittelfristiger Psychotherapie

Bezeichnung:	Klinik für Kinder- und Jugendpsychiatrie der Städtischen Kliniken Duisburg
Anschrift:	Zu den Rehwiesen 9, 47055 Duisburg
Telefon:	(0203) 733 2450
	(0203) 733 2451
Träger:	Stadt Duisburg
Organisation:	Städtische Kliniken Duisburg
Pflichtversorgung:	-
Stationärer Bereich:	Intensiv- und Regelbehandlung: 15 Plätze
	Keine Langzeitbehandlung
Schutz vor Selbst- und Fremdgefährdung:	Intensivbeaufsichtigung
Besondere stationäre Behandlungsmöglichkeiten:	Psychoanalytisch orientierte Psychotherapie / Verhaltenstherapie / Gesprächspsychotherapie / Systemische Familientherapie (Weinheimer / Heidelberger Schule) / Spieltherapie
Unterrichtsbereich:	Eigener Unterrichtsbereich mit abgeordneten Lehrkräften
Teilstationärer Bereich:	Kein eigener Bereich (in Planung)
Ambulanter Bereich:	Ständiger Konsiliardienst; Ermächtigung

Bezeichnung:	Jugendpsychiatrische Abteilung des Evangelischen Krankenhauses Essen-Werden
Anschrift:	Pattbergstraße 1-3, 45239 Essen
Telefon:	(02 01) 40 89 - 0
Telefon für Anmeldung:	(02 01) 40 89 - 251, 40 89 250
Träger:	Evangelisches Krankenhaus GmbH
Organisation:	Evangelisches Krankenhaus Essen-Werden
Pflichtversorgung:	-
Stationärer Bereich:	Intensiv- und Regelbehandlung: 11 Plätze Keine Langzeitbehandlung
Schutz vor Selbst- und Fremdgefährdung:	Gruppen mit ständigen Vorkehrungen
Besondere stationäre Behandlungsmöglichkeiten:	Psychoanalytisch begründete Psychotherapie / Individualpsychologische Therapie / Verhaltenstherapie / Gesprächspsychotherapie / Familientherapie psychoanalytisch-systemisch orientiert
Unterrichtsbereich:	Eigener Unterrichtsbereich mit ständig abgeordneten Lehrkräften
Teilstationärer Bereich:	Kein eigener Bereich
Ambulanter Bereich:	Klärungsstelle; Ermächtigung
Anschluß-/ Übergangsbereich:	Jugendpsychiatrisches Institut der Stadt Essen, Burau-Stiftung; bis 25 Jahre Schwerpunkte: Diagnostik; Beratung; Gruppen-, / Familientherapie

Bezeichnung:	Rheinische Landes- und Hochschulklinik
	Klinik für Kinder- und Jugendpsychiatrie
Anschrift:	Virchowstraße 174, 45147 Essen
Telefon:	(0201) 7227 - 0
Telefon für Ameldung:	(0201) 7227 - 450
Telefax:	(0201) 7227 - 302
Träger:	Landschaftsverband Rheinland
Organisation:	Rheinische Landes- und Hochschulklinik
Pflichtversorgung:	Stadt Essen
Stationärer Bereich:	Intensiv- und Regelbehandlung: 30 Plätze
	Keine Langzeitbehandlung
Schutz vor Selbst- und Fremdgefährdung:	Intensivbeaufsichtigung
Besondere stationäre Behandlungsmöglichkeiten:	Psychoanalytisch orientierte Psychotherapie / Familientherapie analytisch-systemisch orientiert/ Spieltherapie / Psychomotorik / Heilpädagogik / Gruppentherapie / Soziotherapie
Unterrichtsbereich:	Eigener Unterrichtsbereich mit abgeordneten Lehrkräften
Teilstationärer Bereich:	In Planung
Ambulanter Bereich:	Institutsambulanz; ständiger Konsiliardienst
Besondere ambulante Behandlungsmöglichkeiten:	Psychoanalytisch orientierte Psychotherapie / Familientherapie analytisch-systemisch orientiert/ Spieltherapie / Psychomotorik / Heilpädagogik / Gruppentherapie
Anschluß-/ Übergangsbereich:	Essener Verein für Soziotherapie; 17-24 Jahre Schwerpunkt: Wohngemeinschaft
Besondere Merkmale der Einrichtung:	Forschungsschwerpunkt: Psychosen des Kindes- und Jugendalters; keine stationäre Behandlung von Suchtkranken

Bezeichnung:	Westfälisches Institut für Jugendpsychiatrie und Heilpädagogik
Anschrift:	Heithofer Allee 64, 59071 Hamm
Telefon:	(02381) 893 - 0
Telefax:	(02381) 893 - 202
Träger:	Landschaftsverband Westfalen-Lippe
Organisation:	Selbständig
Pflichtversorgung:	-

Stationärer Bereich: Intensiv- und Regelbehandlung: 130 Plätze; Entwöhnungsbehandlung für Drogenabhängige Keine Langzeitbehandlung

Schutz vor Selbst- und Fremdgefährdung: Intensivbeaufsichtigung; fakultativ entweichungserschwerende Maßnahmen für 4 Plätze (männl.), 2 (weibl.), 2 Plätze (männl./ weibl. nicht getrennt)

Besondere stationäre Behandlungsmöglichkeiten: Psychoanalytisch begründete Psychotherapie / Individualpsychologische Therapie / Verhaltenstherapie / Gesprächspsychotherapie / Gestalttherapie / Familientherapie systemorientiert / Psychomotorische und sensomotorische Therapie / Ergotherapie

Unterrichtsbereich: Eigener Unterrichtsbereich mit abgeordneten Lehrkräften

Teilstationärer Bereich: Tagesklinik mit 12 Plätzen; 6-12 Jahre Schwerpunkte: Kleingruppentherapie / Psychomotorische Therapie / Systemische Familientherapie

Ambulanter Bereich: Institutsambulanz

➔

Besondere ambulante Be-handlungsmöglichkeiten:	Psychoanalytisch begründete Psychotherapie / Individualpsychologische Therapie / Verhaltenstherapie / Gesprächspsychotherapie / Gestalttherapie / Familientherapie systemorientiert / Psychomotorische und sensomotorische Therapie
Anschluß-/ Übergangsbereich:	Arbeitskreis für Jugendhilfe e.V.; 13-34 Jahre Rehabilitationswohnheim, Rehabilitation von Drogenabhängigen
Besondere Merkmale der Einrichtung:	Angebot für ältere Jugendliche und junge Volljährige einschließlich Drogenabhängige

Bezeichnung:	Abteilung für Kinder- und Jugendpsychiatrie am Gemeinschaftskrankenhaus Herdecke
Anschrift:	Beckweg 4, 58313 Herdecke
Telefon:	(02330) 62 1
Telefon für Ameldung:	(02330) 62 39 09 (9^{00}-12^{00})
Telefax:	(02330) 62 39 95
Träger:	Verein zur Gründung von Gemeinschafts-krankenhäusern
Organisation:	Gemeinschaftskrankenhaus Herdecke
Pflichtversorgung:	-
Stationärer Bereich:	Intensiv- und Regelbehandlung: 24 Plätze Keine Langzeitbehandlung
Schutz vor Selbst- und Fremdgefährdung:	Intensivbeaufsichtigung
Besondere stationäre Be-handlungsmöglichkeiten:	Systemisch orientierte Familientherapie / Künstlerische Therapie
Unterrichtsbereich:	Eigener Unterrichtsbereich mit eigenen Lehr-kräften
Teilstationärer Bereich:	Kein eigener Bereich (in Planung)
Ambulanter Bereich:	Institutsambulanz
Besondere ambulante Be-handlungsmöglichkeiten:	Systemisch orientierte Familientherapie / Spieltherapie / Epilepsiebehandlung
Besondere Merkmale der Einrichtung:	Landschaftlich schön gelegene Einrichtung mit Außenspielmöglichkeiten

Bezeichnung:	Klinik und Poliklinik
	für Kinder- und Jugendpsychiatrie
	der Universität zu Köln
Anschrift:	Robert-Koch-Straße 10, 50931 Köln
Telefon:	(0221) 478 - 0, 478 - 4370
Telefon für Anmeldung:	(0221) 478 - 4650
Telefax:	(0221) 478 610 4
Träger:	Land Nordrhein-Westfalen
Organisation:	Universität zu Köln
Pflichtversorgung:	Köln: Lindenthal, Ehrenfeld, Sulz
Stationärer Bereich:	Intensiv- und Regelbehandlung: 26 Plätze
	Keine Langzeitbehandlung
Schutz vor Selbst- und	Intensivbeaufsichtigung;
Fremdgefährdung:	fakultativ entweichungserschwerende Maß-
	nahmen für 18 Plätze;
	Stationen bzw. Gruppen mit ständigen Vor-
	kehrungen für 8 Plätze
Besondere stationäre Be-	Psychoanalytisch begründete Psychotherapie /
handlungsmöglichkeiten:	Individualpsychologische Therapie /
	Verhaltenstherapie / Gesprächspsychotherapie /
	Familientherapie / Biofeed-Back-Verfahren /
	Gruppentherapie
Unterrichtsbereich:	Eigener Unterrichtsbereich mit abgeordneten
	Lehrkräften
Teilstationärer Bereich:	Tagesklinik mit 14 Plätzen
	10 Plätze: 6-10 Jahre
	4 Plätze: Jugendalter

Ambulanter Bereich: Poliklinik; Klärungsstelle;
                               ständiger Konsiliardienst

Besondere ambulante Be-   Psychoanalytisch begründete Psychotherapie /
handlungsmöglichkeiten: Individualpsychologische Therapie /
                               Verhaltenstherapie / Gesprächspsychotherapie /
                               Familientherapie / Biofeed-Back-Verfahren /
                               Gruppentherapie

Bezeichnung:	Krankenhäuser des Märkischen Kreises GmbH Zentrum für Kinder- und Jugendmedizin, Klinik für Kinder- und Jugendpsychiatrie
Anschrift:	Hohfurstraße 25, 58509 Lüdenscheid
Telefon:	(02351) 46 39 41
Träger:	Märkischer Kreis
Organisation:	Zentrum für Kinder- und Jugendmedizin
Pflichtversorgung:	-
Stationärer Bereich:	Intensiv- und Regelbehandlung: 20 Plätze Keine Langzeitbehandlung
Schutz vor Selbst- und Fremdgefährdung:	Intensivbeaufsichtigung; fakultativ entweichungserschwerende Maßnahmen für 2 Plätze
Besondere stationäre Behandlungsmöglichkeiten:	Psychoanalytisch begründete Psychotherapie / Familientherapie analytischer / systemischer Orientierung
Unterrichtsbereich:	Eigener Unterrichtsbereich mit ständig abgeordneten Lehrkräften
Teilstationärer Bereich:	Kein eigener Bereich
Ambulanter Bereich:	Institutsambulanz
Besondere ambulante Behandlungsmöglichkeiten:	Psychoanalytisch begründete Psychotherapie / Familientherapie analytischer / systemischer Orientierung / Motopädie / Musiktherapie
Besondere Merkmale der Einrichtung:	Betreuung psychosomatischer Patienten zusammen mit der Kinderklinik

Bezeichnung:	Westfälische Klinik
	für Kinder- und Jugendpsychiatrie in der Haard
Anschrift:	Halterner Straße 525, 45770 Marl-Sinsen
Telefon:	(02365) 802 - 0, 802 - 200
Telefax:	(02365) 802 - 211
Träger:	Landschaftsverband Westfalen-Lippe (LWL)
Organisation:	Selbständig
Pflichtversorgung:	Westliches Westfalen-Lippe
Stationärer Bereich:	Intensiv- und Regelbehandlung: 229 Plätze
	Langzeitbehandlung: 75 Plätze
Schutz vor Selbst- und	Intensivbeaufsichtigung;
Fremdgefährdung:	fakultativ entweichungserschwerende Maß-
	nahmen für 40 Plätze
Besondere stationäre Be-	Psychoanalytisch begründete Psychotherapie /
handlungsmöglichkeiten:	Verhaltenstherapie / Gesprächspsychotherapie /
	Gestalttherapie / Familientherapie systemisch
	orientiert / Hypnose
Unterrichtsbereich:	Eigener Unterrichtsbereich mit abgeordneten
	Lehrkräften (Kliniksschule)
Teilstationärer Bereich:	Tagesklinik Recklinghausen mit 12 Plätzen;
	Tagesklinik Herne mit 12 Plätzen
Ambulanter Bereich:	Institutsambulanz; Ermächtigung
Besondere ambulante Be-	Psychoanalytisch begründete Psychotherapie /
handlungsmöglichkeiten:	Verhaltenstherapie / Gesprächspsychotherapie /
	Gestalttherapie / Familientherapie systemisch
	orientiert / Hypnose

→

Anschluß-/ *Übergangsbereich:*	Wohngruppe mit 8 Plätzen; 18-25 Jahre Träger: Klinik Schwerpunkte: Wohnen und Freizeit parallel zu WfB-Besuch
Besondere Merkmale der *Einrichtung:*	Unterschiedliche Milieuschwerpunkte der einzel- nen Stationen bei einer Vielfalt stationsüber- greifender Therapien wie Reittherapie / Snoezeln / Musiktherapie / Montessori-Therapie / Ergotherapie / Sport- und Bewegungstherapie / Kunsttherapie / Tanztherapie

Bezeichnung:	Westfälische Klinik
	für Kinder- und Jugendpsychiatrie
Anschrift:	Bredelarer Straße 33, 34431 Marsberg

Telefon:	(02292) 608 - 0
Telefon für Anmeldung:	(02292) 608 - 152
Telefax:	(02292) 608 - 465

Träger:	Landschaftsverband Westfalen-Lippe
Organisation:	Selbständig
Pflichtversorgung:	Ostwestfalen-Lippe, Südwestfalen

Stationärer Bereich: Intensiv- und Regelbehandlung: 110 Plätze
Langzeitbehandlung: 10 Plätze
Eltern-Kind-Behandlung: 6 Plätze

Schutz vor Selbst- und Fremdgefährdung: Intensivbeaufsichtigung;
fakultativ entweichungserschwerende Maßnahmen für 36 Plätze;
Stationen mit ständigen Vorkehrungen für 20 Plätze

Besondere stationäre Behandlungsmöglichkeiten: Psychoanalytisch begründete Psychotherapie /
Individualpsychologische Therapie /
Verhaltenstherapie / Gesprächspsychotherapie /
Spieltherapie / Ergotherapie / Heilpädagogik /
Mototherapie / Sprachtherapie / Kunsttherapie /
Musiktherapie / Reittherapie / Physiotherapie

Unterrichtsbereich: Eigener Unterrichtsbereich mit abgeordneten
Lehrkräften

Teilstationärer Bereich: Kein eigener Bereich

Ambulanter Bereich: Institutsambulanz; ständiger Konsiliardienst

Besondere ambulante Behandlungsmöglichkeiten: Psychoanalytisch begründete Psychotherapie /
Individualpsychologische Therapie /
Verhaltenstherapie / Gesprächspsychotherapie /
Spieltherapie / Ergotherapie / Heilpädagogik /
Mototherapie / Sprachtherapie / Kunsttherapie /
Musiktherapie / Reittherapie / Physiotherapie

Bezeichnung: Klinik und Poliklinik
für Kinder- und Jugendpsychiatrie
Universitätskliniken Münster
Anschrift: Schmeddingstraße 50, 48149 Münster

Telefon: (0251) 836 673, 836 608
Telefax: (0251) 836 249

Träger: Land Nordrhein-Westfalen
Organisation: Klinikum der
Westfälischen-Wilhelms-Universität
Pflichtversorgung: -

Stationärer Bereich: Intensiv- und Regelbehandlung: 18 Plätze
Keine Langzeitbehandlung

Schutz vor Selbst- und   Intensivbeaufsichtigung;
Fremdgefährdung: fakultativ entweichungserschwerende Maßnahmen für 4 Plätze

Besondere stationäre Be-   Individualpsychologische Therapie /
handlungsmöglichkeiten: Gesprächspsychotherapie / Familientherapie
integrativer Orientierung

Unterrichtsbereich: Eigener Unterrichtsbereich mit abgeordneten
Lehrkräften

Teilstationärer Bereich: Kein eigener Bereich

Ambulanter Bereich: Poliklinik; ständiger Konsiliardienst

Besondere ambulante Be-   Psychoanalytisch begründete Psychotherapie /
handlungsmöglichkeiten: Individualpsychologische Therapie /
Verhaltenstherapie / Gesprächspsychotherapie /
Familientherapie integrativer Orientierung

Bezeichnung:	Universitäts-Kinderklinik
	Funktionsbereich Psychosomatik
Anschrift:	Domagkstraße 3b, 48149 Münster

Telefon:	(0251) 836 440
Telefon für Anmeldung:	(0251) 836 450

Träger:	Land Nordrhein-Westfalen
Organisation:	Klinikum der
	Westfälischen-Wilhelms-Universität
Pflichtversorgung:	-

Stationärer Bereich: — Intensiv- und Regelbehandlung: 16 Plätze
Keine Langzeitbehandlung

Schutz vor Selbst- und Fremdgefährdung: — Intensivbeaufsichtigung;
fakultativ entweichungserschwerende Maßnahmen für 1-2 Plätze

Besondere stationäre Behandlungsmöglichkeiten: — Individualpsychologische Therapie /
Verhaltensherapie / Gesprächspsychotherapie /
Familientherapie systemischer Orientierung

Unterrichtsbereich: — Eigener Unterrichtsbereich mit abgeordneten
Lehrkräften

Teilstationärer Bereich: — Kein eigener Bereich

Ambulanter Bereich: — Poliklinik; Klärungsstelle;
ständiger Konsiliardienst

Besondere ambulante Behandlungsmöglichkeiten: — Individualpsychologische Therapie /
Verhaltenstherapie / Gesprächspsychotherapie /
Familientherapie systemischer Orientierung /
Logopädische Übungsbehandlung und
Psychomotorische Übungsbehandlung

Besondere Merkmale der Einrichtung: — Integration in die Universitäts-Kinderklinik

Bezeichnung:	Fachbereich Kinder- und Jugendpsychiatrie der Rheinischen Landesklinik Viersen
Anschrift:	Horionstraße 14, 41749 Viersen

Telefon:	(02162) 96 - 5001
Telefon für Anmeldung:	(02162) 96 - 5220
Telefax:	(02162) 80 642

Träger:	Landschaftsverband Rheinland
Organisation:	Rheinische Landesklinik Viersen
Pflichtversorgung:	Städte: Duisburg, Krefeld, Oberhausen, Mönchengladbach, Aachen, Köln (teilweise); Kreise: Viersen, Neuss, Heinsberg, Erftkreis (teilweise)

Stationärer Bereich:	Intensiv- und Regelbehandlung: 141 Plätze * Langzeitbehandlung: 14 Plätze *

Schutz vor Selbst- und Fremdgefährdung:	Intensivbeaufsichtigung; fakultativ entweichungserschwerende Maßnahmen für 52 Plätze auf 5 Stationen

Besondere stationäre Behandlungsmöglichkeiten:	Verhaltenstherapie / Gesprächspsychotherapie / Systemische Familientherapie / Musiktherapie / Gestaltungstherapie

Unterrichtsbereich:	Eigener Unterrichtsbereich mit ständig abgeordneten Lehrkräften

Teilstationärer Bereich:	Tagesklinik mit 10 Plätzen; 6-16 Jahren Schwerpunkte: Systemische Familientherapie / Heilpädagogik / Musiktherapie

Ambulanter Bereich:	Ambulanz des Fachbereichs Kinder- und Jugendpsychiatrie der Rheinischen Landesklinik Viersen

Besondere stationäre Behandlungsmöglichkeiten:	Verhaltenstherapie / Gesprächspsychotherapie Gestalttherapie / Systemische Familientherapie / Mototherapie / Musiktherapie
Besondere Merkmale der Einrichtung:	3 Plätze für die Rehabilitation seelisch behinderter Jugendlicher und junger Erwachsener

Bezeichnung:	St. Laurentius-Heim Warburg, Heilpädagogisches Behinderten-Zentrum mit Institutsambulanz für Kinder- und Jugendpsychiatrie
Anschrift:	Stiepenweg 70, 34414 Warburg

Telefon:	(05641) 93 - 0
Telefon für Anmeldung:	(05641) 93 - 208, 93 - 178
Telefax:	(05641) 93 201

Träger:	Verein für Caritasheime e.V.
Organisation:	St. Laurentius-Heim Warburg
Pflichtversorgung:	-

Stationärer Bereich:	Intensiv- und Regelbehandlung: 50 Plätze Langzeitbehandlung: 100 Plätze
Schutz vor Selbst- und Fremdgefährdung:	Intensivbeaufsichtigung; fakultativ entweichungserschwerende Maßnahmen für 50 Plätze
Besondere stationäre Behandlungsmöglichkeiten:	Verhaltenstherapie / Gesprächspsychotherapie
Unterrichtsbereich:	Eigener Unterrichtsbereich mit abgeordneten Lehrkräften
Teilstationärer Bereich:	Kein eigener Bereich
Ambulanter Bereich:	Klärungsstelle; ständiger Konsiliardienst
Anschluß-/ Übergangsbereich:	Heimbereich des St. Laurentius-Heimes; Kinder und Jugendliche Schwerpunkte: Heilpädagogische Förderung (Schule; WfB; Physiotherapie; Bewegungstherapie; Ergotherapie; Schwimmtherapie; Psychodiagnostik)

Besondere Merkmale der Einrichtung:

Das "St. Laurentius-Heim" Warburg ist gemäß § 31 Abs.1, Buchst. b, Ärzte-ZV zur Teilnahme an der vertragsärztlichen Versorgung für die ärztliche Behandlung der in der Einrichtung betreuten schwer mehrfach Behinderten und wesentlich psychisch kranken Patienten ermächtigt.

Bezeichnung: Heilpädagogisches-Psychotherapeutisches Zentrum,
                             Fachklinik für Kinder- und Jugendpsychiatrie
                             der Bergischen Diakonie Aprath
Anschrift: Erfurthweg 28, 42489 Wülfrath

Telefon: (0202) 7291 - 310
Telefon für Anmeldung: (0202) 7291 - 310

Träger: Bergische Diakonie Aprath
Organisation: Klinik und therapeutisches Heim
Pflichtversorgung: -

Stationärer Bereich: Intensiv- und Regelbehandlung: 12 Plätze
                             Keine Langzeitbehandlung

Schutz vor Selbst- und   Intensivbeaufsichtigung
Fremdgefährdung:

Besondere stationäre Be-   Mittel- bis längerfristige stationäre
handlungsmöglichkeiten: heilpädagogische Betreuung und intensive
                             psychotherapeutische Behandlung

Unterrichtsbereich: Sonderschule für Erziehungshilfe
                             der Bergischen Diakonie Aprath

Teilstationärer Bereich: Kein eigener Bereich

Ambulanter Bereich: Ermächtigung

Besondere ambulante Be-   Im Rahmen der Ermächtigungsambulanz
handlungsmöglichkeiten:

Rehabilitationsbereich: 56 Plätze

Besondere Merkmale   Integratives Konzept von mittel- bis länger-
der Einrichtung: fristiger stationärer heilpädagogischer Be-
                       treuung und psychotherapeutischer Behandlung
                       unter Leitung eines Kinder- und Jugend-
                       psychiaters im Rahmen der Kostenträgerschaft
                       von Krankenkasse, Landesjugendamt bis
                       31.12.94, örtliche Jugendämter der Region und
                       Landessozialamt. Ambulante und teilstationäre
                       Betreuungsangebote im Rahmen der Jugendhilfe
                       im Jugendhilfeverbund der Bergischen Diakonie
                       Aprath sowie differenzierte langfristige Be-
                       heimatung im Rahmen des Jugendhilfeverbundes
                       der Bergischen Diakonie Aprath.

Bezeichnung:	Psychotherapeutische Kindertagesstätte
	im Jugendpsychiatrischen Institut
Anschrift:	Papestraße 1, 45147 Essen

Telefon: (0201) 88 - 8123, 88 - 8111

Träger:	Stadt Essen
Organisation:	Jugendpsychiatrisches Institut der Stadt Essen
Pflichtversorgung:	-

Stationärer Bereich: Kein eigener Bereich

Teilstationärer Bereich: Tagesstätte mit 20 Plätzen; 6-12 Jahre
Schwerpunkte: Psychotherapeutisch-pädago-
gische Gruppen

Besondere Be-:   Psychoanalytisch begründete Psychotherapie /
handlungsmöglichkeiten: Gesprächspsychotherapie / Familientherapie
analytisch-systemisch orientiert

Ambulanter Bereich: Institutsambulanz; Klärungsstelle; ständiger
Konsiliardienst; Erziehungsberatung

Besondere ambulante Be-   Psychoanalytisch begründete Psychotherapie /
handlungsmöglichkeiten: Gesprächspsychotherapie /
Familientherapie analytisch-systemisch orientiert

Bezeichnung:	Tagesklinik Pionierstraße
	Klinik und Ambulanz
	für Kinder- und Jugendpsychiatrie
	- Psychotherapie -
Anschrift:	Pionierstraße 19, 50735 Köln

Telefon:	(0221) 97 65 16 0
Telefax	(0221) 97 65 16 40

Träger:	Johanniter Tagesklinik für Kinder- und
	Jugendpsychiatrie
Organisation:	Selbständig
Pflichtversorgung:	-

Stationärer Bereich: Kein eigener Bereich

Teilstationärer Bereich: Ausschließlich Tagesklinik mit 24 Plätzen;
6-18 Jahre

Besondere Be-:   Psychoanalytisch begründete Psychotherapie /
handlungsmöglichkeiten: Verhaltenstherapie / Gesprächspsychotherapie /
Gestalttherapie / Familientherapie analytisch-
systemisch orientiert / Mototherapie /
Gestaltungstherapie / Gruppentherapie

Unterrichtsbereich: Eigener Unterrichtsbereich mit abgeordneten
Lehrkräften (Außenstelle einer Städtischen
Schule für Erziehungshilfe)

Ambulanter Bereich: Institutsambulanz

Besondere ambulante Be-: Psychoanalytisch begründete Psychotherapie /
handlungsmöglichkeiten: Verhaltenstherapie / Gesprächspsychotherapie /
Gestalttherapie / Familientherapie analytisch-
systemisch orientiert / Mototherapie /
Gestaltungstherapie / Gruppentherapie

St. Augustin - Teilstationäre Einrichtungen -Nordrhein-Westfalen

Bezeichnung: Tagesklinik für Psychiatrie und Psychotherapie
                          des Kindes- und Jugendalters der
                          Johanniter Kinderklinik St. Augustin
Anschrift: Arnold Janssen Straße 29, 53757 St. Augustin

Telefon: (02241) 249 530, 249 531

Träger: Johanniter Gesellschaft für Kinder- und Jugend-
                          medizin und für Altenpflege im
                          Rhein-Sieg-Kreis GmbH
Organisation: Johanniter Kinderklinik Sankt Augustin
Pflichtversorgung: -

Stationärer Bereich: Kein eigener Bereich

Teilstationärer Bereich: Ausschließlich Tagesklinik mit 20 Plätzen;
                          5-18 Jahre

Psychotherapieangebot: Psychoanalytisch begründete Psychotherapie /
                          Verhaltenstherapie / Gesprächspsychotherapie /
                          Familientherapie systemisch bzw. strukturell
                          orientiert / nondirektive Spieltherapie /
                          Analytisch orientierte Kunsttherapie /
                          Tanztherapie / Mototerapie /
                          Themenzentrierte Gruppentherapie

Unterrichtsbereich: Eigener Unterrichtsbereich mit ständig abgeord-
                          neten Lehrkräften

Ambulanter Bereich: Institutsambulanz; ständiger Konsiliardienst

Psychotherapieangebot: Psychoanalytisch begründete Psychotherapie /
                          Verhaltenstherapie / Gesprächspsychotherapie /
                          Familientherapie systemisch bzw. strukturell
                          orientiert / Nondirektive Spieltherapie /
                          Analytisch orientierte Kunsttherapie

Bezeichnung:	Psychosomatische Fachklinik
	- Kinder- und Jugendpsychiatrie -
Anschrift:	Lindenstraße 4, 53474 Bad Neuenahr-Ahrweiler

Telefon: (02641) 240 14, 240 15

Träger:	DRK-Nordrhein e.V., Düsseldorf
Organisation:	Selbständig
Pflichtversorgung:	-

Stationärer Bereich:	Intensiv- und Regelbehandlung: 28 Plätze
	Keine Langzeitbehandlung

Schutz vor Selbst- und   Intensivbeaufsichtigung
Fremdgefährdung:

Besondere stationäre Be-   Psychoanalytisch begründete Psychotherapie /
handlungsmöglichkeiten: Individualpsychologische Therapie /
Gesprächspsychotherapie / Gestalttherapie /
Integrative Familientherapie / Analytische
Spieltherapie / Therapeutisches Reiten

Unterrichtsbereich: Teilzeitabgeordnete Lehrkräfte

Teilstationärer Bereich: Kein eigener Bereich

Ambulanter Bereich: Ermächtigung

149

Bezeichnung:

Anschrift:

Pfalzinstitut für Kinder- und Jugendpsychiatrie
Psychosomatik und Psychotherapie
Weinstraße 100, 76889 Klingenmünster

Telefon: (06349) 79 27 01
Telefon für Anmeldung: (06349) 79 27 01
Telefax: (06349) 79 27 19

Träger: Bezirksverband Pfalz Neustadt / W.
Organisation: Kliniken des Bezirksverbandes Pfalz
Pflichtversorgung: Pfalz und Rheinhessen (Notversorgung:
ganz Rheinland-Pfalz in 3 Häusern)

Stationärer Bereich: Intensiv- und Regelbehandlung: 78 Plätze
Keine Langzeitbehandlung

Schutz vor Selbst- und   Stationen bzw.Gruppen mit ständigen Vor-
Fremdgefährdung: kehrungen für 10 Plätze

Besondere stationäre Be-   Verhaltenstherapie / Behaviorale Familien-
handlungsmöglichkeiten: therapie / Musiktherapie / Kunsttherapie

Unterrichtsbereich: Eigener Unterrichtsbereich mit ständig abgeordneten Lehrkräften

Teilstationärer Bereich: Kein eigener Bereich

Ambulanter Bereich: Ermächtigung

Besondere ambulante Be-   Verhaltenstherapie / Behaviorale
handlungsmöglichkeiten: Familientherapie

Bezeichnung:	Johanniter - Tagesklinik
	für Kinder- und Jugendpsychiatrie
Anschrift:	Am Carmen Sylva Garten 6, 56564 Neuwied

Telefon:	(02631) 22351, 22352
Telefax:	(02631) 29121

Träger:	Johanniter Orden
Organisation:	Johanniter Tagesklinik für Kinder- und Jugendpsychiatrie GmbH
Pflichtversorgung:	-

Stationärer Bereich: Kein eigener Bereich

Teilstationärer Bereich: Tagesklinik mit 24 Plätzen; 6-18 Jahre
Schwerpunkte: alle kinder- und jugendpsychiatrischen Erkrankungen mit Ausnahme akuter Eigen- oder Fremdgefahr, Drogenabhängigkeit, schwere geistige Behinderung

Besondere stationäre Behandlungsmöglichkeiten: Psychoanalytisch begründete Psychotherapie /
Verhaltenstherapie / Gesprächspsychotherapie /
Kindzentrierte tiefenpsychologisch fundierte und verhaltenstherapeutische Familientherapie /
Familiendynamisch orientierte Psychotherapie und Verhaltenstherapie /
Kombination mit medikamentöser Therapie /
Bewegungstherapie / Gestaltungstherapie /
Musiktherapie / Hypnose / Autogenes Training

Unterrichtsbereich: Eigener Unterrichtsbereich mit abgeordneten Lehrkräften

Ambulanter Bereich: Ermächtigung

Besondere ambulante Behandlungsmöglichkeiten: Psychoanalytisch begründete Psychotherapie /
Verhaltenstherapie / Gesprächspsychotherapie /
Kindzentrierte tiefenpsychologisch fundierte und verhaltenstherapeutische Familientherapie /
Hypnose / Autogenes Training /
Jacobson Entspannung / Mototherapie

Bezeichnung:	Kinder- und Jugendpsychiatrie
	der Universitäts-Nervenklinik / Psychiatrie
Anschrift:	Gebäude 90, 66421 Homburg
Telefon:	(06841) 16 - 4232
Telefon für Anmeldung:	(06841) 16 - 4233
Träger:	Saarland
Organisation:	Kinder- und Jugendpsychiatrie der
	Universitäts-Kliniken im Landeskrankenhaus
Pflichtversorgung:	-
Stationärer Bereich:	Intensiv- und Regelbehandlung: 24 Plätze
	Keine Langzeitbehandlung
Schutz vor Selbst- und Fremdgefährdung:	Intensivbeaufsichtigung
Besondere stationäre Behandlungsmöglichkeiten:	Psychoanalytisch begründete Psychotherapie / Verhaltenstherapie / Gesprächspsychotherapie / Familientherapie / Spieltherapie
Unterrichtsbereich:	Eigener Unterrichtsbereich mit abgeordneten Lehrkräften
Teilstationärer Bereich:	Kein eigener Bereich
Ambulanter Bereich:	Poliklinik; ständiger Konsiliardienst
Besondere ambulante Behandlungsmöglichkeiten:	Psychoanalytisch begründete Psychotherapie / Verhaltenstherapie / Gesprächspsychotherapie / Familientherapie / Spieltherapie

Bezeichnung:	Klinik für Kinder- und Jugendpsychiatrie / Psychotherapie Kleinblittersdorf
Anschrift:	Waldstraße 40, 66271 Kleinblittersdorf

Telefon:	(06805) 92 82 0
Telefon für Anmeldung:	(06805) 92 82 0 (stationär)
Telefon für Anmeldung:	(06805) 92 82 33 (ambulant)
Telefax:	(06805) 92 82 40

Träger:	Saarland Heilstätten GmbH
Organisation:	Teil einer Gesamteinrichtung
Pflichtversorgung:	Stadtverband Saarbrücken

Stationärer Bereich:	Intensiv- und Regelbehandlung: 24 Plätze Langzeitbehandlung möglich

Schutz vor Selbst- und Fremdgefährdung:	Intensivbeaufsichtigung

Besondere stationäre Behandlungsmöglichkeiten:	Psychoanalytisch begründete Psychotherapie / Individualpsychologische Therapie / Verhaltenstherapie / Gesprächspsychotherapie / Gestalttherapie / Familientherapie

Unterrichtsbereich:	Eigener Unterrichtsbereich mit abgeordneten Lehrkräften

Teilstationärer Bereich:	Tagesklinik Schönbach mit 7 Plätzen; ca 10-18 Jahre Saaremünder Straße 329, 66130 Saarbrücken Telefon: (0681) 98 82 60

Ambulanter Bereich:	Institutsambulanz; Ermächtigung

Besondere ambulante Behandlungsmöglichkeiten:	Psychoanalytisch begründete Psychotherapie / Individualpsychologische Therapie / Verhaltenstherapie / Gesprächspsychotherapie / Gestalttherapie / Familientherapie

Bezeichnung:	Sächsisches Krankenhaus für Psychiatrie und Neurologie Arnsdorf Abteilung für Kinder- und Jugendpsychiatrie
Anschrift:	Hufelandstraße 15, 01477 Arnsdorf
Telefon:	(035 200) 60
Telefon für Anmeldung:	(035 200) 65 26
Träger:	Staatsministerium für Familie, Gesundheit und Soziales des Freistaats Sachsen
Organisation:	Sächsisches Krankenhaus für Psychiatrie und Neurologie Arnsdorf
Pflichtversorgung:	Regierungs-Bezirk Dresden
Stationärer Bereich:	Intensiv- und Regelbehandlung: 25 Plätze; davon: 15 Plätze Kinderpsychiatrie 10 Plätze Jugendpsychiatrie Langzeitbehandlung: 12 Plätze Kinder- und Jugendpsychiatrie
Schutz vor Selbst- und Fremdgefährdung:	Intensivbeaufsichtigung; fakultativ entweichungserschwerende Maßnahmen für 2 Plätze (männl.), 2 (weibl.)
Besondere stationäre Behandlungsmöglichkeiten:	Tiefenpsychologisch fundierte Psychotherapie / Verhaltenstherapie / Gesprächspsychotherapie / Familientherapie (integrativ)
Unterrichtsbereich:	Eigener Unterrichtsbereich mit abgeordneten Lehrkräften
Teilstationärer Bereich:	Kein eigener Bereich (in Planung für 1996)
Ambulanter Bereich:	Institutsambulanz
Besondere ambulante Behandlungsmöglichkeiten:	Tiefenpsychologisch fundierte Psychotherapie / Verhaltenstherapie / Gesprächspsychotherapie
Besondere Mekmale der Einrichtung:	Förderschule G mit Heimbereich; Klinikschule (2,5 Lehrkräfte); Haupt-Mittelschul-Unterricht

Bezeichnung:	Sächsisches Krankenhaus für Kinder- und Jugendpsychiatrie Bad Reiboldsgrün
Anschrift:	Waldhofstraße 3, 08209 Bad Reiboldsgrün

Telefon: (03744) 2660

Träger:	Staatsministerium für Soziales, Gesundheit und Familie des Freistaats Sachsen
Organisation:	Selbständig
Pflichtversorgung:	Vogtland- und Westerzgebirgskreise

Stationärer Bereich: Intensiv- und Regelbehandlung: 50 Plätze
                            Langzeitbehandlung: 16 Plätze

Schutz vor Selbst- und   Intensivbeaufsichtigung
Fremdgefährdung:

Besondere stationäre Be- Individualpsychologische Therapie /
handlungsmöglichkeiten: Verhaltenstherapie / Gesprächspsychotherapie /
                            Gestaltungstherapie / Familientherapie syste-
                            mischer Orientierung / Autogenes Training /
                            Bewegungs- und Reittherapie

Unterrichtsbereich: Krankenhausschule mit Normalschul-,
                            Lernförder- und Geistigbehindertenbereich

Teilstationärer Bereich: Kein eigener Bereich

Ambulanter Bereich: Institutsambulanz

Besondere ambulante Be-   Individualpsychologische Therapie /
handlungsmöglichkeiten: Verhaltenstherapie / Gesprächspsychotherapie /
                            Familientherapie systemischer Orientierung /
                            Bewegungstherapie / Betreuung geistig
                            Behinderter / Forensische Jugendpsychiatrie

Rehabilitationsbereich: Einrichtungsteil für Rehabilitation mit 170
                            Plätzen; Kindes- / Jugend- / Erwachsenenalter
                            Schwerpunkte: Heilpädagogische Elementarför-
                            derung bei zerebral schwer geschädigten Patien-
                            ten; Spiel- und Beschäftigungstherapie

Bezeichnung:	Klinikum Chemnitz GmbH
	Krankenhaus Dresdner Straße
	Abteilung für Kinder- und Jugendpsychiatrie
Anschrift:	Dresdner Straße 178, 09131 Chemnitz

Telefon:	(0371) 47062 25
Telefax:	(0371) 47062 61

Träger:	Stadt Chemnitz
Organisation:	Klinikum Chemnitz GmbH
Pflichtversorgung:	-

Stationärer Bereich:	Intensiv- und Regelbehandlung: 25 Plätze;
	Keine Langzeitbehandlung

Schutz vor Selbst- und Fremdgefährdung:	Intensivbeaufsichtigung

Besondere stationäre Behandlungsmöglichkeiten:	Gesprächspsychotherapie / Integrative Psychotherapie

Unterrichtsbereich:	Eigener Unterrichtsbereich mit abgeordneten Lehrkräften

Teilstationärer Bereich:	Kein eigener Bereich

Ambulanter Bereich:	Kein eigener Bereich

Bezeichnung:	Klinik und Poliklinik für
	Kinder- und Jugendpsychiatrie
	und - psychotherapie
Anschrift:	Goetheallee 12, 01309 Dresden
Telefon:	(0351) 458 22 44
Telefon für Anmeldung:	(0351) 458 35 76 oder - 38 96
Telefax:	(0351) 458 43 24
Träger:	Technische Universität Dresden /
	Freistaat Sachsen
Organisation:	Klinikum Carl-Gustav-Carus der TU Dresden
Pflichtversorgung:	-
Stationärer Bereich:	Intensiv- und Regelbehandlung: 18 Plätze *
	Keine Langzeitbehandlung
Schutz vor Selbst- und Fremdgefährdung:	-
Besondere stationäre Behandlungsmöglichkeiten:	Individualpsychologische Therapie / Verhaltenstherapie / Gesprächspsychotherapie / Gestalttherapie / Familientherapie systemischer Orientierung
Unterrichtsbereich:	Eigener Unterrichtsbereich mit ständig abgeordneten Lehrkräften
Teilstationärer Bereich:	Tagesklinik mit 10 Plätzen; 6-20 Jahre Schwerpunkte: Einzelpsychotherapie; Bewegungstherapie; Beschäftigungstherapie; Familientherapie; Gruppentherapie
Ambulanter Bereich:	Poliklinik
Besondere ambulante Behandlungsmöglichkeiten:	Individualpsychologische Therapie / Verhaltenstherapie / Gesprächspsychotherapie / Gestalttherapie / Familientherapie systemischer Orientierung / Frühförderung

157

Bezeichnung:	Abteilung für Kinder- und Jugendpsychiatrie des Kreiskrankenhauses Erlabrunn
Anschrift:	Am Märzenberg 01, 08349 Erlabrunn
Telefon:	(03773) 60
Telefon für Anmeldung:	(03773) 6318
Telefax:	(03773) 6282, 6575
Träger:	Landratsamt Westerzgebirgskreis
Organisation:	Kreiskrankenhaus Erlabrunn
Pflichtversorgung:	(erst Ende August 1994 festgelegt)
Stationärer Bereich:	Intensiv- und Regelbehandlung: 20 Plätze; Keine Langzeitbehandlung
Schutz vor Selbst- und Fremdgefährdung:	-
Besondere stationäre Behandlungsmöglichkeiten:	Verhaltenstherapie / Gesprächspsychotherapie / Gestalttherapie / Familientherapie / Ergotherapie / Klientenzentrierte Spieltherapie
Unterrichtsbereich:	Eigener Unterrichtsbereich mit abgeordneten Lehrkräften (Kliniksschule)
Teilstationärer Bereich:	Kein eigener Bereich
Ambulanter Bereich:	Ermächtigung

Bezeichnung:	Sächsisches Krankenhaus für Psychiatrie und Neurologie Abteilung für Kinder- und Jugendpsychiatrie
Anschrift:	02708 Großschweidnitz
Telefon:	(03585) 453 297
Telefax:	(03585) 453 269
Träger:	Freistaat Sachsen
Organisation:	Fachkrankenhaus für Psychiatrie und Neurologie
Pflichtversorgung:	-
Stationärer Bereich:	Intensiv- und Regelbehandlung: 40 Plätze Keine Langzeitbehandlung
Schutz vor Selbst- und Fremdgefährdung:	Intensivbeaufsichtigung
Besondere stationäre Behandlungsmöglichkeiten:	Verhaltenstherapie / Gesprächspsychotherapie / Beschäftigungstherapie / Soziotherapie / Musiktherapie / Elternberatung / Autogenes Training / Sport
Unterrichtsbereich:	Eigener Unterrichtsbereich mit ständig abgeordneten Lehrkräften
Teilstationärer Bereich:	Kein eigener Bereich
Ambulanter Bereich:	Institutsambulanz
Besondere ambulante Behandlungsmöglichkeiten:	Verhaltenstherapie / Gesprächspsychotherapie / Elternberatung / Autogenes Training

Bezeichnung:	Klinik für Kinder- und Jugendpsychiatrie, Psychosomatik und Psychotherapie Park-Krankenhaus Leipzig-Dösen
Anschrift:	Chemnitzer Straße 50, 04289 Leipzig

Telefon: (0341) 864 22 38

Träger:	Stadt Leipzig
Organisation:	Städtische Klinik Leipzig Südost
Pflichtversorgung:	Regierungsbezirk Leipzig

Stationärer Bereich: Intensiv- und Regelbehandlung: 65 Plätze (einschließlich 10 tagesklinischer Plätze) Keine Langzeitbehandlung

Schutz vor Selbst- und Fremdgefährdung: Intensivbeaufsichtigung

Besondere stationäre Behandlungsmöglichkeiten: Tiefenpsychologisch fundierte Psychotherapie / Systemische Familientherapie / Entspannungstherapie / Katathymes Bilderleben

Unterrichtsbereich: Ständig abgeordnete Lehrkräfte

Teilstationärer Bereich: Kein eigener Bereich

Ambulanter Bereich: Institutsambulanz

Bezeichnung:	Klinik für Kinder- und Jugendpsychiatrie und Psychotherapie der Universität Leipzig
Anschrift:	Riemannstraße 34, 04107 Leipzig
Telefon:	(0341) 39 136 14
Telefax:	(0341) 31 20 94
Träger:	Freistaat Sachsen
Organisation:	Universität Leipzig
Pflichtversorgung:	-
Stationärer Bereich:	Intensiv- und Regelbehandlung: 30 Plätze Keine Langzeitbehandlung
Schutz vor Selbst- und Fremdgefährdung:	Intensivbeaufsichtigung
Besondere stationäre Behandlungsmöglichkeiten:	Psychoanalytisch begründete Psychotherapie / Verhaltenstherapie / Gesprächspsychotherapie / Familientherapie systemischer und tiefenpsychologischer Orientierung
Unterrichtsbereich:	Kliniksschule (Schulamt Stadt Leipzig)
Teilstationärer Bereich:	Tagesklinik mit 10 Plätzen Schwerpunkte: Neurosen und Psychosen des Jugendalters; Eßstörungen
Ambulanter Bereich:	Institutsambulanz; ständiger Konsiliardienst
Besondere ambulante Behandlungsmöglichkeiten:	Psychoanalytisch begründete Psychotherapie / Verhaltenstherapie / Gesprächspsychotherapie / Familientherapie systemischer und tiefenpsychologischer Orientierung
Besondere Merkmale der Einrichtung:	Schwerpunkt: Psychotherapie von Neurosen und Psychosen des Jugendalters

Bezeichnung:	Fachabteilung für Kinder- und Jugendneuropsychiatrie des Kreiskrankenhauses Rochlitz
Anschrift:	Markt 11, 09306 Wechselburg
Telefon:	(037384) 258 / 259
Telefax:	(027384) 250
Träger:	Kreis Wechselburg
Organisation:	Selbständig
Pflichtversorgung:	Mittelsächsische Kreise
Stationärer Bereich:	Intensiv- und Regelbehandlung: 48 Plätze Keine Langzeitbehandlung
Schutz vor Selbst- und Fremdgefährdung:	Intensivbeaufsichtigung; fakultativ entweichungserschwerende Maßnahmen für 2 Plätze (männl.), 1 Platz (weibl.)
Besondere stationäre Behandlungsmöglichkeiten:	Somatotherapie / Tiefenpsychologisch orientierte Psychotherapie / Verhaltenstherapie / Familientherapie / Katathymes Bilderleben / Motopädie / Gestaltungstherapie / Musiktherapie / Therapeutisches Reiten / Schwimmen / Tanztherapie
Unterrichtsbereich:	Eigener Unterrichtsbereich mit abgeordneten Lehrkräften (Kliniksschule)
Teilstationärer Bereich:	Tagesklinik mit 4 Plätzen; 3-8 Jahre Schwerpunkte: Gruppenarbeit; Beschulung
Ambulanter Bereich:	Institutsambulanz; Ermächtigung
Besondere ambulante Behandlungsmöglichkeiten:	Somatotherapie / Individualpsychologische Therapie / Gruppentherapie einschließlich Familientherapie / Nutzung der stationären Behandlungsmöglichkeiten

Bezeichnung:	Sächsisches Krankenhaus Hubertusburg
Anschrift:	04779 Wermsdorf
Telefon:	(034 364) 52 341
Telefax:	(034 364) 52 225
Träger:	Freistaat Sachsen
Organisation:	Sächsisches Krankenhaus Hubertusburg
Pflichtversorgung:	-
Stationärer Bereich:	Intensiv- und Regelbehandlung: 18 Plätze
	Keine Langzeitbehandlung
Schutz vor Selbst- und	-
Fremdgefährdung:	
Besondere stationäre Be-	Individualpsychologische Therapie /
handlungsmöglichkeiten:	Gesprächspsychotherapie /
	Familientherapie systemischer Orientierung
Unterrichtsbereich:	Eigener Unterrichtsbereich mit ständig abgeord-
	neten Lehrkräften
Teilstationärer Bereich:	Kein eigener Bereich
Ambulanter Bereich:	Ermächtigung
Besondere ambulante Be-	Individualpsychologische Therapie /
handlungsmöglichkeiten:	Gesprächspsychotherapie /
	Familientherapie systemischer Orientierung
Besondere Merkmale der	Integration in die Kinderklinik
Einrichtung:	

Bezeichnung:	Landeskrankenhaus Bernburg
	Fachkrankenhaus für Psychiatrie und Neurologie
	Klinik für Kinder- und Jugendneuropsychiatrie
Anschrift:	Solbadstraße 2c, 06406 Bernburg
Telefon:	(03471) 5116
Träger:	Land Sachsen-Anhalt
Organisation:	Fachkrankenhaus für Psychiatrie und Neurologie
Pflichtversorgung:	-
Stationärer Bereich:	Intensiv- und Regelbehandlung: 70 Plätze
	Keine Langzeitbehandlung
Schutz vor Selbst- und Fremdgefährdung:	-
Besondere stationäre Behandlungsmöglichkeiten:	Verhaltenstherapie / Gesprächspsychotherapie / Gestalttherapie / Systemische Familientherapie / Epileptologie
Unterrichtsbereich:	Ständig abgeordnete Lehrkräfte
Teilstationärer Bereich:	Kein eigener Bereich
Ambulanter Bereich:	Institutsambulanz; Ermächtigung
Besondere ambulante Behandlungsmöglichkeiten:	Verhaltenstherapie / Gesprächspsychotherapie / Systemische Familientherapie / Epileptologie

Bezeichnung:	Klinik für Kinder- und Jugendpsychiatrie
Anschrift:	Kiefholzstraße 4, 39340 Haldensleben

Telefon:	(03904) 75 421
Telefax:	(03904) 75 216

Träger:	Land Sachsen-Anhalt
Organisation:	Landeskrankenhaus Haldensleben
Pflichtversorgung:	Landkreise: Haldensleben; Oschersleben; Halberstadt; Wernigerode; Quedlinburg; Wolmirstedt; Wanzleben; Staßfurt; Schönebeck
	Stadt: Magdeburg

Stationärer Bereich:	Intensiv- und Regelbehandlung: 34 Plätze
	Keine Langzeitbehandlung

Schutz vor Selbst- und Fremdgefährdung:	Intensivbeaufsichtigung; fakultativ entweichungserschwerende Maßnahmen für 1 Platz (männl.), 1 (weibl.), 2 Plätze (männl./weibl. nicht getrennt)

Besondere stationäre Behandlungsmöglichkeiten:	Individualpsychologische Therapie / Verhaltenstherapie

Unterrichtsbereich:	Ständig abgeordnete Lehrkräfte

Teilstationärer Bereich:	Kein eigener Bereich

Ambulanter Bereich:	Einmal wöchentlich ganztägige neuropsychiatrische Sprechstunde

Besondere ambulante Behandlungsmöglichkeiten:	Individualpsychologische Therapie / Verhaltenstherapie

Bezeichnung:	St. Barbara-Krankenhaus
	Abteilung für Kinder- und Jugendpsychiatrie
Anschrift:	Händelstraße 16, 06114 Halle
Telefon:	(0345) 3 78 36, 2 90 25, 2 51 73
Träger:	Katholische Wohltätigkeitsanstalt von der
	Heiligen Elisabeth (Reinbek b. Hamburg)
Organisation:	St. Barbara-Krankenhaus Halle
Pflichtversorgung:	-
Stationärer Bereich:	Intensiv- und Regelbehandlung: 40 Plätze
	Keine Langzeitbehandlung
Schutz vor Selbst- und	Intensivbeaufsichtigung;
Fremdgefährdung:	fakultativ entweichungserschwerende Maß-
	nahmen für 2 Plätze (männl./weibl. alternativ)
Besondere stationäre Be-	Tiefenpsychologisch begründete Psychotherapie/
handlungsmöglichkeiten:	Psychoanalytische Psychotherapie /
	Verhaltenstherapie / Gesprächspsychotherapie /
	Integrative Spieltherapie / Familientherapie
Unterrichtsbereich:	Ständig abgeordnete Lehrkräfte
Teilstationärer Bereich:	Kein eigener Bereich
Ambulanter Bereich:	Klärungsstelle; Ermächtigung
Besondere ambulante Be-	Tiefenpsychologisch begründete Psychotherapie/
handlungsmöglichkeiten:	Psychoanalytische Psychotherapie /
	Verhaltenstherapie / Gesprächspsychotherapie /
	Integrative Spieltherapie / Familientherapie

Bezeichnung:	Abteilung für Kinder- und Jugendpsychiatrie und Psychotherapie Otto-von-Guericke-Universität Magdeburg
Anschrift:	Leipziger Straße 44, 39120 Magdeburg
Telefon:	(0391) 67 20 05
Telefax:	(0791) 67 22 23
Träger:	Land Sachsen-Anhalt
Organisation:	Medizinische Hochschule der Otto-von-Guericke-Universität
Pflichtversorgung:	Land Sachsen-Anhalt
Stationärer Bereich:	Intensiv- / Regel- und Langzeitbehandlung: 21 Plätze *
Schutz vor Selbst- und Fremdgefährdung:	-
Besondere stationäre Behandlungsmöglichkeiten:	Verhaltenstherapie / Familientherapie / Entspannungstherapie
Unterrichtsbereich:	Ständig abgeordnete Lehrkräfte
Teilstationärer Bereich:	Kein eigener Bereich
Ambulanter Bereich:	Institutsambulanz

Merseburg   Sachsen-Anhalt

Bezeichnung: Kreiskrankenhaus Merseburg
                        Klinik für Kinder- und Jugendpsychiatrie
Anschrift: Poststraße 7, 06217 Merseburg

Telefon: (03461) 21 10 25, 21 10 03

Träger: Landkreis Merseburg
Organisation: Kreiskrankenhaus Merseburg
Pflichtversorgung: -

Stationärer Bereich: Intensiv- und Regelbehandlung: 17 Plätze
                        Langzeitbehandlung: 3 Plätze

Schutz vor Selbst- und Intensivbeaufsichtigung
Fremdgefährdung:

Besondere stationäre Be- Verhaltenstherapie / Gesprächspsychotherapie /
handlungsmöglichkeiten: Familientherapie patientenzentriert /
                           Katathymes Bilderleben

Unterrichtsbereich: Ständig abgeordnete Lehrkräfte

Teilstationärer Bereich: Tagesklinik mit 6 Plätzen

Ambulanter Bereich: Institutsambulanz

Besondere ambulante Be- Verhaltenstherapie / Gesprächspsychotherapie /
handlungsmöglichkeiten: Katathymes Bilderleben

Bezeichnung:	Klinik für Kinder- und Jugendpsychiatrie
	Landeskrankenhaus Uchtspringe
Anschrift:	39599 Uchtspringe
Telefon:	(039326) 70 311, - 310
Telefax:	(039326) 88 0 90
Träger:	Land Sachsen-Anhalt
Organisation:	Landeskrankenhaus Uchtspringe
Pflichtversorgung:	-
Stationärer Bereich:	Intensiv- und Regelbehandlung: 60 Plätze
	Langzeitbehandlung: 15 Plätze
Schutz vor Selbst- und Fremdgefährdung:	Stationen bzw. Gruppen mit ständigen Vorkehrungen für 20 Plätze
Besondere stationäre Behandlungsmöglichkeiten:	Psychoanalytisch begründete Psychotherapie / Verhaltenstherapie / Familientherapie psychoanalytisch orientiert / Behandlung psychisch kranker Sinngeschädigter
Unterrichtsbereich:	Eigener Unterrichtsbereich mit abgeordneten Lehrkräften
Teilstationärer Bereich:	Kein eigener Bereich
Ambulanter Bereich:	Institutsambulanz
Besondere ambulante Behandlungsmöglichkeiten:	Psychoanalytisch begründete Psychotherapie / Familientherapie psychoanalytisch-systemisch orientiert
Anschluß-/ Übergangsbereich:	Pflegebereich-Langzeiteinrichtung mit 28 Plätzen
	Schwerpunkt: Pflege und Betreuung

Bezeichnung:	Klinik für Kinder- und Jugendpsychiatrie
	der Christian-Albrechts-Universität
Anschrift:	Niemannsweg 147, 24105 Kiel
Telefon:	(0431) 597 - 0
Telefon für Anmeldung:	(0431) 597 - 2669, - 2670
Telefax:	(0431) 597 - 2721
Träger:	Land Schleswig-Holstein
Organisation:	Klinikum der Universität zu Kiel
Pflichtversorgung:	Raum Kiel
Stationärer Bereich:	Intensiv- und Regelbehandlung: 23 Plätze
	Keine Langzeitbehandlung
Schutz vor Selbst- und	Intensivbeaufsichtigung
Fremdgefährdung:	
Besondere stationäre Be-	Psychoanalytisch begründete Psychotherapie /
handlungsmöglichkeiten:	Gesprächspsychotherapie / Analytische
	Familientherapie
Unterrichtsbereich:	Eigener Unterrichtsbereich mit abgeordneten
	Lehrkräften
Teilstationärer Bereich:	Kein eigener Bereich
Ambulanter Bereich:	Institutsambulanz
Besondere ambulante Be-	Psychoanalytisch begründete Psychotherapie /
handlungsmöglichkeiten:	Gesprächspsychotherapie /
	Analytische Familientherapie
Anschluß-/	Wohnheim Lornsenstraße
Übergangsbereich:	der Arbeitsgemeinschaft "Brücke" e.V.;
	ab 17 Jahre

Bezeichnung:	Klinik für Kinder- und Jugendpsychiatrie
Anschrift:	Triftstraße 139-143, 23554 Lübeck
Telefon:	(0451) 40 02 40 0
Telefax:	(0451) 40 48 06
Träger:	Land Schleswig-Holstein
Organisation:	Vorwerker Heime
Pflichtversorgung:	Stadt Lübeck
Stationärer Bereich:	Intensiv- und Regelbehandlung: 32 Plätze Keine Langzeitbehandlung
Schutz vor Selbst- und Fremdgefährdung:	Intensivbeaufsichtigung; fakultativ entweichungserschwerende Maßnahmen mit 32 Plätzen
Besondere stationäre Behandlungsmöglichkeiten:	Psychoanalytisch begründete Psychotherapie / Individualpsychologische Therapie / Verhaltenstherapie / Gesprächspsychotherapie / Familientherapie / Autogenes Training / Motopädie / Musiktherapie / Ergotherapie / Reittherapie
Unterrichtsbereich:	Eigener Unterrichtsbereich mit abgeordneten Lehrkräften
Teilstationärer Bereich:	Tagesklinik mit 8 Plätzen
Ambulanter Bereich:	Institutsambulanz; ständiger Konsiliardienst
Besondere ambulante Behandlungsmöglichkeiten:	Psychoanalytisch begründete Psychotherapie / Individualpsychologische Therapie / Verhaltenstherapie / Gesprächspsychotherapie / Familientherapie / Autogenes Training

Bezeichnung:	Fachklinik für Kinder- und Jugendpsychiatrie Schleswig
Anschrift:	Friedrich-Ebert-Straße 5, 24837 Schleswig
Telefon:	(04621) 83 600 / 611
Telefax:	(04621) 20 898
Träger:	Land Schleswig-Holstein
Organisation:	Selbständig
Pflichtversorgung:	Schleswig-Holstein (ausgenommen Stadt Lübeck)
Stationärer Bereich:	Intensiv- und Regelbehandlung: 120 Plätze Keine Langzeitbehandlung
Schutz vor Selbst- und Fremdgefährdung:	Intensivbeaufsichtigung; fakultativ entweichungserschwerende Maßnahmen für 100 Plätze; Stationen bzw. Gruppen mit ständigen Vorkehrungen für 20 Plätze
Besondere stationäre Behandlungsmöglichkeiten:	Psychotherapie: tiefenpsychologisch / psychoanalytisch / verhaltenstherapeutisch / Katathymes Bilderleben / Spieltherapie / Gesprächspsychotherapie / Systemische Therapie
Unterrichtsbereich:	Eigener Unterrichtsbereich mit abgeordneten Lehrkräften
Teilstationärer Bereich:	Kein eigener Bereich
Ambulanter Bereich:	Institutsambulanz
Besondere ambulante Behandlungsmöglichkeiten:	Psychotherapie: tiefenpsychologisch / psychoanalytisch / verhaltenstherapeutisch / Katathymes Bilderleben / Spieltherapie / Gesprächspsychotherapie / Systemische Therapie

Bezeichnung:	Poliklinik für Kinder- und Jugendpsychiatrie und Psychotherapie der Medizinischen Universität zu Lübeck
Anschrift:	Kahlhorststraße 31-35, 23538 Lübeck

Telefon: (0451) 500 2257

Träger:	Land Schleswig-Holstein
Organisation:	Medizinische Universität zu Lübeck
Pflichtversorgung:	-

Ambulanter Bereich: Poliklinik; ständiger Konsiliardienst für die Einrichtungen der Medizinischen Universität

Besondere ambulante Be handlungsmöglichkeiten: Psychoanalytisch orientierte Psychotherapie / Verhaltenstherapie / Gesprächspsychotherapie / Familientherapie / Autogenes Training / Psychodrama / Familientherapie

Bezeichnung:	Abteilung für Neuropsychiatrie des Kindes- und Jugendalters der Klinik und Poliklinik für Psychiatrie des Klinikums Erfurt
Anschrift:	Nordhäuser Straße 74, 99089 Erfurt
Telefon:	(0361) 79 2951
Träger:	Land Thüringen
Organisation:	Klinik und Poliklinik für Psychiatrie
Pflichtversorgung:	-
Stationärer Bereich:	Intensiv- und Regelbehandlung: 15 Plätze Keine Langzeitbehandlung
Schutz vor Selbst- und Fremdgefährdung:	Intensivbeaufsichtigung; fakultativ entweichungserschwerende Maßnahmen für 5 Plätze
Besondere stationäre Behandlungsmöglichkeiten:	Verhaltenstherapie / Gesprächspsychotherapie
Unterrichtsbereich:	Teilzeitabgeordnete Lehrkräfte
Teilstationärer Bereich:	Kein eigener Bereich
Ambulanter Bereich:	Poliklinik; ständiger Konsiliardienst
Besondere ambulante Behandlungsmöglichkeiten:	Verhaltenstherapie / Gesprächspsychotherapie

Bezeichnung:	Klinik für Kinder- und Jugendpsychiatrie des Landesfachkrankenhauses für Psychiatrie und Neurologie
Anschrift:	Eisfelder Straße 41, 98646 Hildburghausen

Telefon: (03685) 776 300

Träger:	Land Thüringen
Organisation:	Landesfachkrankenhaus Hildburghausen
Pflichtversorgung:	Südthüringen

Stationärer Bereich:	Intensiv- und Regelbehandlung: 28 Plätze Langzeitbehandlung: 4 Plätze *
Schutz vor Selbst- und Fremdgefährdung:	Intensivbeaufsichtigung; fakultativ entweichungserschwerende Maßnahmen für 4 Plätze
Besondere stationäre Behandlungsmöglichkeiten:	Verhaltenstherapie / Analytisch orientierte Therapie / Familientherapie
Unterrichtsbereich:	Eigener Unterrichtsbereich mit abgeordneten Lehrkräften
Teilstationärer Bereich:	Kein eigener Bereich
Ambulanter Bereich:	Institutsambulanz; ständiger Konsiliardienst für gynäkologische und geburtshilfliche Abteilung des Kreiskrankenhauses Hildburghausen; Kooperation mit Rehabilitationseinrichtung in Schleusingen
Besondere Merkmale der Einrichtung:	Aufnahme-Möglichkeit zur stationären forensischen Begutachtung oder anderen Begutachtungen

Bezeichnung:	Abteilung für Kinder- und Jugendpsychiatrie der Klinik für Psychiatrie und Neurologie "Hans Berger"
Anschrift:	Philosophenweg 5, 07740 Jena
Telefon:	(03641) 63 53 16
Träger:	Land Thüringen
Organisation:	Klinik für Psychiatrie und Neurologie "Hans Berger"
Pflichtversorgung:	Stadt und Landkreis Jena
Stationärer Bereich:	Intensiv- und Regelbehandlung: 23 Plätze Keine Langzeitbehandlung
Schutz vor Selbst- und Fremdgefährdung:	Intensivbeaufsichtigung; fakultativ entweichungserschwerende Maßnahmen für 2 Plätze
Besondere stationäre Behandlungsmöglichkeiten:	Psychoanalytisch begründete Psychotherapie / Verhaltenstherapie / Gesprächspsychotherapie / Familientherapie systemisch und strukturell orientiert / Hypnose / Katathymes Bilderleben / Entspannungsverfahren / Spieltherapie / Arbeitstherapie
Unterrichtsbereich:	Ständig abgeordnete Lehrkräfte
Teilstationärer Bereich:	Kein eigener Bereich
Ambulanter Bereich:	Institutsambulanz; Poliklinik; ständiger Konsiliardienst
Besondere ambulante Behandlungsmöglichkeiten:	Psychoanalytisch begründete Psychotherapie / Verhaltenstherapie / Gesprächspsychotherapie / Familientherapie systemisch und strukturell orientiert / Hypnose / Katathymes Bilderleben / Entspannungsverfahren / Spieltherapie / Arbeitstherapie
Besondere Merkmale der Einrichtung:	Neurologische Diagnostik

Bezeichnung:	Landesfachkrankenhaus für Psychiatrie und Neurologie Abteilung für Kinder- und Jugendpsychiatrie
Anschrift:	99974 Mühlhausen
Telefon:	(03601) 6071, 430 00
Telefax:	(03601) 440 559
Träger:	Land Thüringen
Organisation:	Landesfachkrankenhaus für Psychiatrie und Neurologie
Pflichtversorgung:	Mühlhausen, Langensalza, Eisenach
Stationärer Bereich:	Intensiv- und Regelbehandlung: 35 Plätze Langzeitbehandlung: 45 Plätze
Schutz vor Selbst- und Fremdgefährdung:	Stationen mit ständigen Vorkehrungen für 20 Plätze (männl.), 35 Plätze (weibl.)
Besondere stationäre Behandlungsmöglichkeiten:	Gesprächspsychotherapie / Autogenes Training
Unterrichtsbereich:	Ständig abgeordnete Lehrkräfte
Teilstationärer Bereich:	Kein eigener Bereich
Ambulanter Bereich:	Institutsambulanz

Bezeichnung:	Landesfachkrankenhaus
	Kinder- und Jugendpsychiatrische Klinik
Anschrift:	Alexander-Puschkin-Straße 17,
	99734 Nordhausen
Telefon:	(03631) 426 - 0
Telefax:	(03631) 426 199
Träger:	Land Thüringen
Organisation:	Landesfachkrankenhaus
Pflichtversorgung:	-

Stationärer Bereich: Intensiv- und Regelbehandlung: 50 Plätze
Langzeitbehandlung: 185 Plätze
(105 Plätze für geistig Behinderte,
80 Plätze für seelisch Behinderte)

Schutz vor Selbst- und Intensivbeaufsichtigung;
Fremdgefährdung: fakultativ entweichungserschwerende Maßnahmen für 10 Plätze (männl.)

Besondere stationäre Be- Individualpsychologische Therapie /
handlungsmöglichkeiten: Verhaltenstherapie / Gesprächspsychotherapie /
Autogenes Training / Progressive Muskel-
relaxation / Elterngruppen / Physiotherapie /
Logotherapie / Mototherapie

Unterrichtsbereich: Eigener Unterrichtsbereich mit ständig abgeordneten Lehrkräften (4 Lehrer in 4 Klassen mit
Stufenunterricht)

Teilstationärer Bereich: 25 Plätze für seelisch Behinderte

Ambulanter Bereich: Institutsambulanz; ständiger Konsiliardienst

Besondere ambulante Be- Individualpsychologische Therapie /
handlungsmöglichkeiten: Verhaltenstherapie / Gesprächspsychotherapie /
Autogenes Training / Elterngruppen /
Physiotherapie

Bezeichnung:	Kinder- und Jugendpsychiatrische Abteilung des Landesfachkrankenhauses für Psychiatrie und Neurologie Stadtroda
Anschrift:	Bahnhofstraße 1a, 07646 Stadtroda
Telefon:	(036428) 56 353
Träger:	Land Thüringen
Organisation:	Landesfachkrankenhaus für Psychiatrie und Neurologie Stadtroda
Pflichtversorgung:	Ostthüringen
Stationärer Bereich:	Intensiv- und Regelbehandlung: 58 Plätze Keine Langzeitbehandlung
Schutz vor Selbst- und Fremdgefährdung:	Intensivbeaufsichtigung
Besondere stationäre Behandlungsmöglichkeiten:	Tiefenpsychologisch begründete Psychotherapie/ Verhaltenstherapie / Gesprächspsychotherapie / Familientherapie
Unterrichtsbereich:	Eigener Unterrichtsbereich mit ständig abgeordneten Lehrkräften
Teilstationärer Bereich:	Kein eigener Bereich
Ambulanter Bereich:	Institutsambulanz
Besondere ambulante Behandlungsmöglichkeiten:	Verhaltenstherapie / Gesprächspsychotherapie / Familientherapie / Betreuungszentrum für Autisten

Literatur

Aktion Psychisch Kranke (1988) Empfehlungen der Expertenkommission der Bundesregierung zur Reform der Versorgung im psychiatrischen und psychotherapeutischen Bereich auf der Grundlage des Modellprogramms Psychiatrie der Bundesregierung, Bundesminister für Jugend, Familie und Gesundheit, Bonn

BRAUN-SCHARM H, RÄDER K, MARTINIUS J (1991) Die stationäre Versorgung jugendpsychiatrischer Patienten. Eine Stichtagsuntersuchung. ZKinder- und Jugendpsychiat 19, 70-77

Bundesarbeitsgemeinschaft der leitenden Ärzte kinder- und jugendpsychiatrischer Kliniken und Abteilungen (1992) Zielsetzung, Orientierungsdaten kinder- und jugendpsychiatrischer Kliniken und Abteilungen, PraxKinderpsycholKinderpsychiat 41, 109-112

CASTELL R, BIENERT A, ARNTER K, DILLING H (1981) Häufigkeiten von psychischen Störungen und Verhaltensauffälligkeiten bei Kindern und ihre psychiatrische Versorgung, ZKinder-Jugendpsychiat 9, 115-125

Deutscher Bundestag (1975) Bericht über die Lage der Psychiatrie in der Bundesrepublik Deutschland - Zur psychiatrischen und psychotherapeutischen/psychosomatischen Versorgung der Bevölkerung, Bundestagsdrucksache 7/4200 und 7/4201

ESSER G, SCHMIDT MH, (1987) Prognose und Verlauf kinderpsychiatrischer Störungen im Schulalter - Ergebnisse einer Längsschnittstudie, ZNervenheilk 6, 27-35

ESSER G, SCHMIDT MH (1990) Der Verlauf psychiatrischer Störungen und Minimaler Cerebraler Dysfunktionen im Längsschnitt bei Kindern von acht bis dreizehn Jahren. In: SCHMIDT MH (Hg) Fortschritte in der Psychiatrischen Epidemiologie, VHC Verlagsges., Weinheim

HEINLE & WISCHER (1976) Planungsstudie zum Bericht über die Lage der Psychiatrie in der Bundesrepublik Deutschland - Zur psychiatrischen und psychotherapeutisch/psychosomatischen Versorgung der Bevölkerung, Stuttgart

HÖGER C (1986) Zur Bedeutung von subjektiven Theorien von Eltern für die Inanspruchnahme psychosozialer Dienste durch Grundschulkinder, Göttingen, Unveröffentl. Manuskript

PRESTING G, WITTE G (1991) Überregionale Versorgungsdokumentation und Versorgungsforschung auf dem Gebiet der Kinder- und Jugendpsychiatrie - Arbeits- und Ergebnisbericht zur Vorphase, Göttingen

REMSCHMIDT H (1990) Grundsätze zur Versorgung psychisch gestörter Kinder, PraxKinderpsychiatKinderpsychol 39, 338-347

REMSCHMIDT H, WALTER R (1989) Evaluation kinder- und jugendpsychiatrischer Versorgung - Analysen und Erhebungen in drei hessischen Landkreisen, Enke, Stuttgart

REMSCHMIDT H, WALTER R, (1990) Psychische Auffälligkeiten bei Schulkindern, Hogrefe, Göttingen

RUTTER M, TIZARD J, YULE W, GRAHAM PJ, WITHMORE E (1977) Epidemiologie in der Kinder- und Jugendpsychiatrie 5, 238-279

SHEPERD M, OPPENHEIM B, MITCHELL S (1973) Auffälliges Verhalten bei Kindern - Verbreitung und Verlauf, Vandenhoeck & Ruprecht, Göttingen

SPECHT F (1981) Strukturen kinder- und jugendpsychiatrischer Versorgung - Vorstellungen der Psychiatrie-Enquête und ihre notwendig gewordenen Modifikationen. In: Landschaftsverband Rheinland (Hg) Die jetzige Situation und künftige Entwicklung kinder- und jugendpsychiatrischer Versorgung, Köln

SPECHT F (1988) Soziale und rechtliche Seiten der Hilfen für psychisch gestörte Kinder und Jugendliche. In: KISKER KP u. a. (Hg) Psychiatrie der Gegenwart, 3. Aufl. Bd. 7: Kinder- und Jugendpsychiatrie, Springer, Berlin

SPECHT F (1990) Die Zusammenarbeit der beteiligten psychosozialen Systeme bei der Versorgung psychisch gestörter Kinder und Jugendlicher, PraxKinderpsycholKinderpsychiat 39, 347-353

SPECHT F (1992) Kinder- und Jugendpsychiatrie - wie, wo , für wen? - Fragen der Versorgung und Versorgungsforschung, PraxKinderpsycholKinderpsychiat 41, 83-90

SPECHT F, ANTON S (1992 a) (Hg) Die stationären und teilstationären Einrichtungen für Kinder- und Jugendpsychiatrie in der Bundesrepublik Deutschland (Anschriftenverzeichnis), Vandenhoeck & Ruprecht, Göttingen

SPECHT F, ANTON S (1992 b) Stationäre und teilstationäre Einrichtungen für Kinder- und Jugendpsychiatrie im vereinten Deutschland 1991, PraxKinderpsycholKinderpsychiat 41, 367-374

STEINHAUSEN HC, GÖBEL D (1983) Anamnese - Symptom - Diagnose. Strukturanalysen an einem kinder- und jugendpsychiatrischen Krankengut. In: REMSCHMIDT H, SCHMIDT M (Hg) Multiaxiale Diagnostik in der Kinder- und Jugendpsychiatrie. Ergebnisse empirischer Untersuchungen, Huber, Bern

STEUBER H (1973) Zur Häufigkeit von Verhaltensstörungen im Grundschulalter, PraxKinderpsycholKinderpsychiat 22, 246-250

WALTER R, REMSCHMIDT H (1994) Zum Bedarf an Psychotherapie im Schulalter. PraxKinderpsycholKinderpsychiat 43, 223-229

Anschriften der Bundesvereinigungen auf dem Gebiet der Kinder- und Jugendpsychiatrie

DEUTSCHE GESELLSCHAFT FÜR KINDER- UND JUGEND-
PSYCHIATRIE E. V.

Geschäftsstelle
Hans-Sachs-Str. 6
35033 Marburg

BUNDESARBEITSGEMEINSCHAFT DER LEITENDEN ÄRZTE
KINDER- UND JUGENDPSYCHIATRISCHER KLINIKEN UND
ABTEILUNGEN E. V.

Vorsitzender: Dr. med. Joachim Jungmann
Abteilung für Kinder- und Jugendpsychiatrie am
Psychiatrischen Landeskrankenhaus Weinsberg
74189 Weinsberg

BERUFSVERBAND DER ÄRZTE FÜR KINDER- UND JUGEND-
PSYCHIATRIE UND PSYCHOTHERAPIE IN DEUTSCHLAND E. V.

Vorsitzender: Christian K. D. Moik
Wirichsbongardstraße 5 - 9
52062 Aachen

Günther Bittner
Problemkinder
Zur Psychoanalyse kindlicher und jugendlicher Verhaltensauffälligkeiten. Sammlung Vandenhoeck. 1994. 260 Seiten mit 3 Abbildungen, Paperback. ISBN 3-525-01426-0

Manfred L. Söldner
Depression aus der Kindheit
Familiäre Umwelt und die Entwicklung der depressiven Persön-
lichkeit. 1994. 221 Seiten mit 36 Tabellen, kartoniert.
ISBN 3-525-45768-5

Stavros Mentzos
Depression und Manie
Psychodynamik und Psychotherapie affektiver Störungen. 1994.
Ca. 204 Seiten, kartoniert. ISBN 3-525-45775-8

Stavros Mentzos
Psychodynamische Modelle
in der Psychiatrie
3. Auflage 1993. 141 Seiten mit 2 Abbildungen, kartoniert.
ISBN 3-525-45727-8

Ulrich Sachsse
Selbstverletzendes Verhalten
Psychodynamik – Psychotherapie. 1994. 203 Seiten, kartoniert.
ISBN 3-525-45771-5

Frank Matakas
Neue Psychiatrie
Integrative Behandlung: psychoanalytisch
und systemisch. 1992. 234 Seiten mit
15 Tabellen, kartoniert.
ISBN 3-525-45735-9

V&R
Vandenhoeck
& Ruprecht